G. GRÉMY

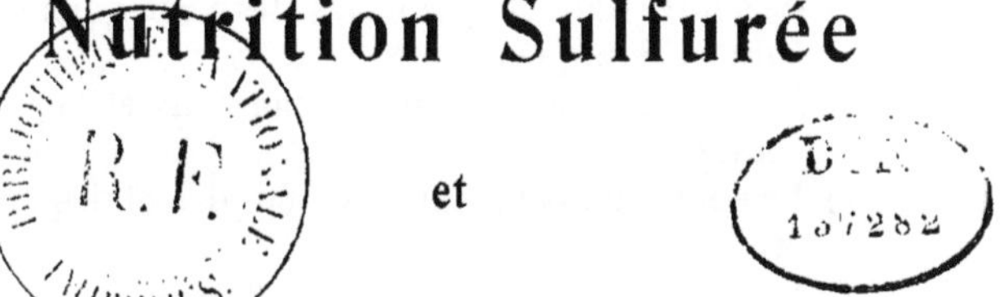

Nutrition Sulfurée

et

Médication Sulfurée

Par le

THIONHYDROL

(Soufre colloïdal pur et stable)

SOMMAIRE

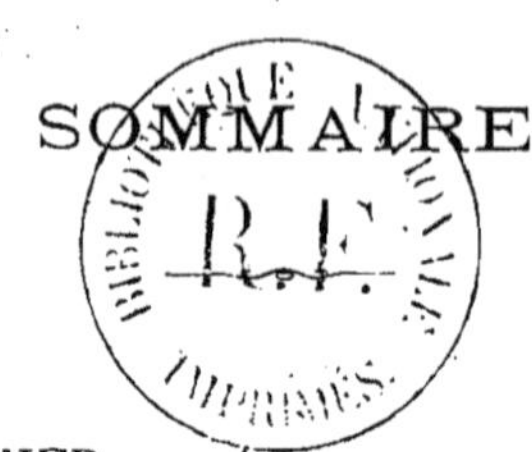

CHAPITRE PREMIER

RÉSUMÉ DU CHAPITRE

Après les quatre métalloïdes longtemps considérés comme fonda-mentaux : carbone, hydrogène, oxygène, azote, celui qui s'impose en première ligne à l'attention du médecin, c'est le soufre, indispensable à la structure et au fonctionnement des moindres parties de l'orga-nisme, où il existe en quantité notable et sous des formes variées.

Le soufre fait partie intégrante et nécessaire de chaque molécule albuminoïde du corps humain, pour une teneur qui varie de 0,5 à 5 0/0, peut-être même davantage, suivant les espèces de matières albuminoïdes. Les kératines des tissus ectodermiques sont remarquables par leur richesse en soufre. Le soufre existe dans la molécule des albuminoïdes sous des formes peut-être multiples, mais dont la principale est représentée à coup sûr par le groupement moléculaire de la cystéine : c'est une thioalanine, un amino-acide sulfuré, qui joue comme les autres acides aminés un rôle caracté-ristique dans l'architecture de l'édifice protéique, et d'où dérivent par des réactions simples tous les produits de désassimilation contenant le soufre.

Le soufre existe dans les jécorines, les protagons, les acides glucothioniques, qui participent à la structure des glandes les plus actives comme des parties les plus délicates du système nerveux.

Dans le tissu cartilagineux, on trouve le soufre sous la forme d'une substance spécifique, l'acide chondroïtine-sulfurique, dont la présence communique au tissu conjonctif ces propriétés toutes spéciales qui caractérisent le cartilage, et qui explique le rôle important du soufre dans le maintien ou le rétablissement des appareils articulaires en état d'intégrité.

Dans la paroi vasculaire, celle des grosses artères notamment, existe normalement une substance « amyloïde », riche en soufre, plus ou moins voisine des substances « amyloïdes », riches aussi en soufre, qui prennent naissance dans divers organes réagissant contre certaines dégénérescences.

Les sécrétions, elles aussi, renferment constamment des composés du soufre. Sans nous arrêter sur les minimes quantités de sulfo-cyanates contenues dans la salive, nous signalerons avec une insistance

Nutrition

SULFURÉE

&

Médication

SULFURÉE

G·GRÉMY

Nutrition Sulfurée

Médication Sulfurée

particulière la présence abondante du soufre dans la sécrétion hépatique. La bile renferme le soufre sous forme de taurine, dérivée par oxydation de la cystéine et qui circule dans le foie et l'intestin, combinée à l'état de taurocholate de sodium. Ce soufre hépatique est un des grands agents de désintoxication de l'économie, en ce sens qu'il arrête au passage dans le foie une série de produits toxiques venus de l'intestin, des substances aromatiques par exemple, avec lesquelles il forme des éthers sulfuriques, éliminés par le rein.

C'est dans l'urine qu'on retrouve en effet tous les produits d'oxydation graduelle et d'élimination de la cystéine albuminoïde : traces de cystine et de taurine ou de leurs dérivés, éthers sulfuriques aromatiques, sulfates minéraux, sans oublier le groupe des acides oxyprotéiques auxquels appartient l'urochrome, matière jaune normale de l'urine, riche en soufre.

Les glandes sudoripares viennent en aide au rein, elles éliminent aussi un peu de soufre, sous des formes identiques à celles qu'on trouve dans l'urine.

Il faut y joindre les petites quantités de soufre que l'organisme perd chaque jour avec les débris épithéliaux qu'entraîne la desquamation cutanée.

On voit combien sont nombreux, variés, importants, les rôles du soufre dans l'économie humaine.

CHAPITRE PREMIER

ROLE PHYSIOLOGIQUE DU SOUFRE

A — Importance du soufre dans la constitution du corps humain

Le temps n'est plus où la physiologie et la pathologie humaines croyaient avoir accompli tout leur devoir lorsqu'elles avaient étudié la circulation et l'utilisation, normales ou morbides, des quatre éléments dits principaux du corps : le carbone, l'hydrogène, l'oxygène et l'azote. De même que les anciens physiologistes se tenaient pour satisfaits lorsqu'ils avaient classé les substances alimentaires en ternaires et quaternaires, de même les anciens médecins pensaient s'être préoccupés suffisamment de l'état de la nutrition générale chez leur sujet, lorsqu'ils avaient recherché si le métabolisme azoté était satisfaisant ou défectueux.

Mais nous savons aujourd'hui que ces quatre éléments sont bien loin de suffire à l'entretien de la vie, à l'existence même des êtres vivants. Pour faire un homme, en particulier, il faut au moins 18 éléments chimiques, corps simples ou réputés tels jusqu'ici, et leur liste est sans doute destinée à s'allonger encore, à mesure que nos moyens d'investigation deviendront plus puissants et plus précis.

Bien que la part respective de chacun de ces 18 éléments dans notre organisme soit très inégale par la masse, les progrès les plus récents de la chimie physiologique obligent à reconnaître à tous un caractère absolu de nécessité, car ceux qui sont le moins abondamment représentés ne sont pas toujours les moins actifs et les moins importants pour l'ensemble des réactions qui constituent la vie. A quiconque en douterait, il suffirait de rappeler l'exemple de l'iode, que sa faible proportion dans l'organisme avait soustrait aux recherches jusqu'à la découverte de BAUMANN : chacun sait aujourd'hui les accidents redoutables auxquels donne lieu la suppression du corps thyroïde, organe de l'iode par excellence, et l'on a pu démontrer également que l'iode est en déficit notable dans la glande des insuffisants thyroïdiens naturels.

Si pour constituer un homme, il faut dix-huit éléments, pour entretenir la vie d'un homme, il faut un renouvellement permanent de ces dix-huit éléments, et pour maintenir un homme en état de santé, une circulation *normale* de tous ces éléments est nécessaire. Toute perturbation sérieuse dans le métabolisme de l'un d'eux doit entraîner fatalement des phénomènes pathologiques : le champ des progrès futurs de la pathologie et de la thérapeutique est donc immense dans cette direction. Car les notions de ce genre ne sont rien moins que l'expression scientifique du « terrain », ce *terrain prédisposé* dont l'ancienne clinique avait parfaitement vu l'importance, et dont les bactériologistes les plus enthousiastes sont aujourd'hui forcés de reconnaître le rôle, rôle de facteur primordial dans la pullulation du microbe et sa victoire sur l'organisme humain.

Un premier pas dans la voie de la *thérapeutique du « terrain »* a été accompli lorsqu'on s'est avisé de suivre la circulation du phosphore comme on suivait celle de l'azote, de dépister les phosphaturies comme on dépistait les azoturies, lorsque la nutrition phosphorée de l'organisme a pris rang dans les préoccupations journalières du médecin, lorsque la médication phosphorée a été régulièrement instituée et appliquée.

L'arsenic a suivi le phosphore, après que les découvertes d'ARMAND GAUTIER eurent assigné à cet élément sa place normale et nécessaire dans la constitution du corps.

Mais il est dans l'organisme humain un autre métalloïde bien plus abondant que l'arsenic et qui se place même avant le phosphore par sa masse, la généralité de sa diffusion, la variété et la sensibilité de ses réactions : nous avons nommé le **SOUFRE**.

S'il est vrai que le phosphore, partie intégrante des acides nucléiques, existe dans toute cellule, néanmoins le phosphore n'est pas nécessaire à tous les matériaux protéiques de notre corps : il prend part à la constitution des phosphoprotéides, mais il existe bien d'autres matières albuminoïdes et protéides complexes qui n'en ont pas besoin. *Le soufre, au contraire, est indispensable à la constitution de toute matière albuminoïde*, de toute cellule par conséquent ; et de plus il joue, sous d'autres formes encore, un rôle important dans la structure de certains tissus, et dans certaines sécrétions : c'est, comme on le verra, l'un des meilleurs protecteurs de l'organisme contre diverses intoxications.

B — Le soufre dans les matières albuminoïdes

Le soufre, disons-nous, est indispensable à la constitution de toute molécule albuminoïde humaine. On connaît, il est vrai, des substances très particulières, les *protamines* étudiées par Kossel dans le sperme des poissons, qui peuvent être considérées comme le premier échelon, comme une « introduction » aux albuminoïdes : elles ne contiennent pas de soufre. Mais ce ne sont que des embryons, des rudiments, des squelettes de matières albuminoïdes, c'est la matière protéique réduite à sa plus simple expression et condensée sous le plus petit volume dans la tête du spermatozoïde ; encore les vertébrés inférieurs seuls, les poissons, peuvent-ils se contenter, pour la transmission héréditaire des caractères du mâle, d'une substance aussi réduite. Les mammifères en général, et l'Homme par conséquent, constituent leurs noyaux spermatiques eux-mêmes par des albuminoïdes sulfurés, et à plus forte raison il n'est aucun de leurs albuminoïdes somatiques qui ne renferme du soufre. *Pas une molécule protéique ne saurait exister dans le corps humain sans faire entrer le soufre dans sa constitution.*

L'élastine seule, matière spéciale des ligaments, réduite d'ailleurs à un rôle mécanique purement passif, et très à l'écart du mouvement vital intense de l'organisme, avait passé autrefois pour exempte de soufre. C'était une erreur, et l'on sait aujourd'hui que, jusqu'à l'élastine elle-même, tous les matériaux protéiques du corps comprennent obligatoirement le soufre dans leur structure.

Il suffira pour s'en convaincre, de passer en revue la teneur en soufre des principales espèces de matières protéiques, dont le tableau suivant résume les déterminations les plus précises :

TENEUR EN SOUFRE DES PRINCIPALES SUBSTANCES PROTÉIQUES DU CORPS HUMAIN

Sérumalbumine β	1,80 0/0	Hammarsten
Sérumalbumine γ	2,25	»
Lactalbumine..........	1,73	Sebelien
Sérumglobuline........	1,11	Hammarsten
Fibrinogène	1,25	»
Fibrine	1,10	»
Myosinogène..........	1,04	Halliburton
Myosine..............	1,27	Chittenden et Cumming
Mucine des voies aériennes.............	1,4	Fr. Müller
Mucine de sous-maxillaire	0,84	Hammarsten
Mucine de tendons.....	0,81	Loebisch
Mucine de synovie.....	1,34	v. Holst

Pseudomucine des kystes ovariques.....	1,25 0/0	Hammarsten
Albumoïde insoluble du cristallin	0,79	Moerner
Cristalline α	0,56	»
Cristalline β	1,27	»
Membranine (m. de Descemet).............	0,9	»
Mucoïde de la cornée...	2,07	»
Hyalomucoïde du corps vitré	1,19	»
Caséine de femme......	1,11	Wroblewski
Nucléohistone du thymus................	0,71	Lilienfeld
Nucléoprotéide du rein.	1,14	Lönnberg
Nucléoprotéide (pseudomucine) de la bile....	1,66	Paijkull
Nucléoglycoprotéide du pancréas	0,728	Hammarsten
Thyréoprotéine	1,35	Bubnoff
Oxyhémoglobine	0,65	Kossel
Osséine	0,71	Chittenden et Solley
Elastine de l'aorte......	0,66	Hedin et Bergh
Elastine du ligament cervical	0,30	Chittenden et Hart
Réticuline des ganglions lymphatiques........	1,88	Siegfried
Kératine des cheveux ..	5,0	Van Laar
— des ongles.....	2,8	Mülder
du tissu nerveux	2,24	Kühne
Amyloïde normal de l'aorte	2,3	Neuberg
Amyloïde pathologique des organes...... { de	1,8	} Krawkow
{ à	2,8	{ Neuberg

On voit que la teneur en soufre des substances protéiques constitutives de nos cellules est en général supérieure à 1 0/0, comprise habituellement entre 1 et 2 0/0, sauf pour les matériaux de certains tissus de soutien, comme l'osséine (collagène) et l'élastine. On remarquera la proportion considérable de soufre dans les matières kératiniques, qui peut même s'élever jusqu'au chiffre énorme de 8,3 0/0 dans certains poils : on s'expliquera aisément par là l'importance capitale du soufre dans le traitement des affections cutanées.

On comprend, lorsqu'on se souvient de la part très importante dévolue aux matières protéiques dans la structure de toutes nos cellules, que les tissus eux-mêmes du corps humain, malgré la présence simultanée des matières minérales, des graisses et des lipoïdes, des glycogènes, etc., présentent encore une teneur élevée en soufre, qu'ils doivent précisément aux protéiques. Voici par exemple la proportion de soufre pour 100 parties sèches de divers tissus humains, d'après les analyses les plus soignées (HUGO SCHULZ) :

TENEUR EN SOUFRE DE DIVERS ORGANES DU CORPS HUMAIN

(Hugo Schulz)

Muscle........	1,1028 0/0
Foie	0,9643
Cœur	0,7916
Rate..........	0,7797
Aorte.........	0,6264
Testicule	0,6122
Cerveau.......	0,5720

Sous quelle forme le soufre est-il contenu dans la molécule des diverses matières protéiques? Il peut s'y trouver vraisemblablement combiné sous plusieurs formes, dont l'une au moins, la plus importante, est très instable, facilement séparable de la molécule protéique par les solutions alcalines ou même l'eau chaude. On sait depuis longtemps que si l'on chauffe en présence d'une solution de soude ou de potasse les matières albuminoïdes, la plupart d'entre elles abandonnent tout ou partie de leur soufre qui se transforme en sulfure alcalin facilement reconnaissable par les sels de plomb. Ce soufre existait donc dans la molécule sous une forme analogue à celle d'un sulfure, directement relié au carbone et sans avoir contracté aucune liaison avec l'oxygène : *ce soufre n'est pas oxydé.*

Il est très important pour nous de remarquer dès maintenant combien est fragile et précaire la liaison de ce soufre dans la matière albuminoïde. Il est même des substances, comme l'élastine et les kératines, qui n'ont pas besoin des alcalis pour perdre le soufre, et qui peuvent l'abandonner sous l'action de l'eau chaude, ou même par une simple macération prolongée dans l'eau froide, en dehors de toute altéra - tion bactérienne.

Nous verrons plus loin l'importance pathologique et thérapeutique de cette fragilité du soufre albuminoïde.

Il est vrai que le traitement alcalin ne suffit pas pour séparer tout le soufre des albuminoïdes, et que la plupart de ces matières fournissent encore une nouvelle quantité de soufre, lorsqu'on détruit complètement leur molécule par fusion avec la potasse et le nitre : on retrouve dans le produit le reste du soufre à l'état de sulfate. Les anciens auteurs en avaient conclu que le métalloïde qui nous intéresse devait exister dans les albuminoïdes, non seulement sous la forme non oxydée de sulfure instable, mais encore sous une autre forme, plus stable et vraisemblablement oxydée.

Mais cette conclusion est devenue douteuse depuis les remarquables travaux de MOERNER sur la *cystine*, substance sulfurée parfaitement définie, cristallisée, de constitution simple, que nous retrouverons tout à l'heure parce qu'elle est pour ainsi dire la pierre sulfurée fondamentale de toute architecture protéique. MOERNER, SUTER, ont constaté que la cystine elle-même ne cède pas aux alcalis tout son soufre, bien qu'elle le contienne tout entier sous forme de sulfure, et cela par suite, sans doute, des conditions mêmes de l'attaque qui laissent place à des réactions secondaires. De ces recherches, MOERNER a tiré la conviction que si certaines matières albuminoïdes, comme le fibrinogène et l'ovalbumine, peuvent renfermer peut-être jusqu'au tiers ou même moitié de leur soufre sous forme non cystinique, la plupart de ces substances, comme les kératines, la sérumalbumine, la sérumglobuline, ne doivent contenir exclusivement que du soufre de cystine, c'est-à-dire *du soufre à forme de sulfure, non oxydé, d'une assez grande fragilité.*

Lorsqu'on soumet, en effet, les matières albuminoïdes à la décomposition par les acides, et que l'on isole les uns des autres par les procédés spéciaux des laboratoires, les divers produits de cette fragmentation moléculaire, on y recueille deux substances sulfurées parfaitement définies, très voisines l'une de l'autre : la cystéine et la cystine.

La *cystéine* est, comme la plupart des fragments de l'édifice albuminoïde, comme la leucine, comme l'alanine, etc., un acide aminé, mais un amino-acide remarquable par l'introduction du soufre dans la molécule de l'alanine : c'est un *acide β-thio-α-amino-propionique* :

$$CH^2 - SH$$
$$|$$
$$CH - Az\ H^2$$
$$|$$
$$COOH$$

Cystéine

La cystéine est une base forte, bien cristallisée, soluble dans l'eau, même en présence des acides et des alcalis, et qui renferme 26,45 0/0 de soufre.

Sous l'influence d'une oxydation très ménagée, que peut

suffire à réaliser le contact prolongé de l'air ou celui des substances oxydantes de l'organisme, la cystéine perd l'hydrogène du groupe — SH, et les groupements résiduels de deux molécules s'unissent pour constituer un nouveau corps à molécule double, la *cystine* :

$$
\begin{array}{llll}
CH^2 - SH & O\ HS - CH & & CH\ - S - - S - CH \\
| & | & & | \qquad\qquad | \\
CH\ - Az.H^2 & H^2\ Az - CH = H^2\,O + CH - AzH^2\ H^2Az - CH \\
| & | & & | \qquad\qquad | \\
CO.OH & HO.CO & & CO.OH \qquad HO.C\,O \\
\text{Cystéine} & \text{Cystéine} & & \text{Cystine}
\end{array}
$$

La cystine, elle aussi, est une substance bien cristallisée, soluble dans les alcalis et les acides minéraux, mais insoluble dans l'eau neutre ou additionnée d'acide acétique. La composition centésimale de la cystine diffère à peine de celle de la cystéine, puisqu'elle comporte 26,67 0/0 de soufre.

Les diverses espèces albuminoïdes renferment évidemment, dans leur constitution respective, des proportions différentes de cystéine. C'est ainsi qu'on a pu extraire (MOERNER, NEUBERG) du fibrinogène 1,17 0/0 de son poids de cystine *pure cristallisée*, de la sérumglobuline 1,51 0/0, de la sérumalbumine 2,53 0/0, de la kératine des cheveux humains 13,92 0/0. On a donc pu *isoler* de cette dernière 13,92 0/0 × 26,67 0/0 = 3,71 0/0 de son poids de soufre sous forme de cystine, sans compter ce qui échappe à l'extraction par les procédés actuels imparfaits. (Nous avons vu que la kératine des cheveux humains contient environ 5 0/0 de soufre.)

La cystine étant la forme sous laquelle s'isole normalement la fraction sulfurée des albuminoïdes, il ne faut pas s'étonner d'en rencontrer des traces dans divers organes tels que le foie et le rein, et ensuite dans l'urine. Mais l'urine *normale* ne renferme que des *traces* de cystine, car cette substance, loin de s'éliminer généralement en nature, n'est que le premier stade de la désassimilation sulfurée normale des albuminoïdes, et doit se transformer à son tour pour donner naissance à divers corps tels que la taurine et les conjugués sulfuriques dont nous verrons le rôle dans la désintoxication automatique de l'économie, à propos du soufre hépatique.

C'est seulement chez des organismes pathologiques que l'élimination urinaire de la cystine, la *cystinurie,* peut atteindre une valeur notable et donner lieu à la formation dans l'urine de sédiments cristallisés ou même de calculs de cystine, en même temps que les organes eux-mêmes, la rate surtout, se chargent de cystine (ABDERHALDEN). Aussi ne faut-il pas s'étonner de voir la cystinurie liée parfois à des troubles graves de la nutrition, comme le diabète ou l'auto-intoxication d'origine intestinale (UDRANSKY et BAUMANN) qui traduisent un mauvais fonctionnement de la cellule hépatique. L'intoxication phosphorée, qui s'accompagne comme on le sait de dégénérescence hépatique, augmente la cystine dans l'urine des animaux qu'on y soumet (BAUMANN et GOLDMANN).

Divers auteurs (P. MAYER et C. NEUBERG) avaient pensé que la cystine des calculs urinaires, la « lithocystine », n'était pas identique, mais seulement isomère avec celle des matières albuminoïdes, la « protéinocystine ». Des recherches minutieuses (ROTHERA, FISCHER et SUZUKI) ont cependant confirmé l'identité de ces deux corps.

C'est à la cystéine des molécules albuminoïdes, ou à son isomère, qu'il faut rapporter l'origine d'une série de corps plus dégradés encore, comme les *acides thiolactique* et *thioglycolique,* les *mercaptans éthylique* et *méthylique,* que l'on peut rencontrer en petite quantité dans les produits de désassimilation.

Mais la cystéine nous intéresse avant tout comme étant l'origine de la *taurine,* dont on connaît l'existence dans la sécrétion biliaire, et dont nous verrons le rôle dans la fonction antitoxique du foie, lorsque nous traiterons spécialement du soufre hépatique.

c — Le soufre dans les jécorines, les protagons
et les acides glucothioniques

Les matières albuminoïdes ne sont pas les seuls constituants sulfurés de nos cellules : il ne faut pas oublier la part
que prennent à leur architecture une série de substances très
intéressantes bien que fort mal connues encore : les *jécorines*.

Les organes les plus divers et les plus importants : le foie,
la rate, les surrénales, le cerveau, le sang, les muscles eux-
mêmes, cèdent à l'alcool une matière précipitable par l'éther
sous forme de flocons blancs que l'eau gonfle sans les dis-
soudre. Ces substances, les jécorines, renferment du soufre et
du phosphore, en même temps que de l'azote ; elles paraissent
constituées par l'union des lécithines avec des sucres, des
sucres aminés peut-être, et des corps sulfurés spéciaux, sans
qu'il soit d'ailleurs possible, à l'heure actuelle, de dire s'il
s'agit seulement de simples complexes colloïdaux ou de véri-
tables combinaisons chimiques, assez labiles.

La présence générale des jécorines dans les organes les
plus actifs de notre économie permet de les considérer comme
essentielles au fonctionnement de ces organes, et par là encore
le soufre, partie intégrante des jécorines, se révèle comme
indispensable à la vie. Ce soufre est, lui aussi, en grande partie
tout au moins, sous forme de sulfure assez instable, car le
traitement par les alcalis chauds, en même temps qu'il transforme les jécorines en une épaisse masse savonneuse, en
détache un sulfure acalin facilement reconnaissable.

A côté des jécorines, il nous faut citer de même les *protagons*, substances blanches très abondantes entre autres dans
le système nerveux, où elles constituent la majeure partie des
formations myéliniques des tubes nerveux. On sait que les
protagons sont des corps très complexes ou des composés
d'absorption dont la décomposition fournit des lécithines (ou
leurs fragments : acides gras, acide glycérophosphorique et

bases choliniques) ainsi qu'une série de cérébrosides spéciaux : cérébrine, kérasine, encéphaline, cérébrone, képha-
line, etc... Le soufre des protagons avait échappé à l'analyse
lors de la découverte de Liebreich, mais Kossel et Freytag
en ont trouvé une proportion de 0,5 à 0,8 0/0, et les travaux
de Cramer ont confirmé ces résultats. Bien que nous ne
sachions pas encore sous quelle forme se trouve le soufre des
protagons, nous n'en devons pas moins compter notre métalloïde parmi les éléments constitutionnels de la substance
blanche nerveuse.

C'est peut-être à côté du rôle cellulaire des jécorines qu'il
convient de mentionner celui des *acides glucothioniques*, de
découverte assez récente, que Levene, Mandel et d'autres
auteurs ont trouvés dans le foie, le pancréas, la rate, les
reins, la glande mammaire. Les acides glucothioniques sont
des substances dans la composition desquelles entrent également des sucres (glucose et peut-être pentoses), peut-être des
sucres aminés, et du soufre, dont la proportion atteint
environ 3 0/0.

Il se peut que ce soufre soit inclus dans le groupement de
l'acide sulfurique, c'est-à-dire que les acides glucothioniques
soient des conjugués sulfuriques analogues à ceux que nous
retrouverons dans le tissu cartilagineux. Quoi qu'il en soit, la
présence des acides glucothioniques dans toutes les glandes
actives paraît traduire leur importance, et celle du soufre
qu'ils renferment, dans tous les phénomènes vitaux.

***

D — Le soufre dans le tissu cartilagineux et l'appareil articulaire

Lorsqu'on fait bouillir avec de l'eau la substance collagène du tissu conjonctif ou des os (osséine), on obtient,
comme on le sait, une solution de gélatine. Si l'on répète la
même opération avec du cartilage, le produit de liquéfaction

présente des caractères particuliers qui l'ont fait appeler « gélatine de cartilage », et lui avaient même valu d'être considéré autrefois comme une substance définie, sous le nom de « chondrine ».

On sait aujourd'hui que la « chondrine » n'est autre chose qu'un mélange de gélatine et d'une combinaison alcaline soluble d'un corps très particulier : *l'acide chondroïtine-sulfurique* (SCHMIEDEBERG), qui se révèle ainsi comme la caractéristique constitutionnelle du tissu cartilagineux. Cet acide spécial a reçu son nom de ce fait qu'une attaque ménagée le dédouble en acide sulfurique et une substance particulière, la *chondroïtine*. Sans insister sur les propriétés de cette dernière, nous dirons seulement qu'une attaque plus avancée par les acides minéraux la décompose en trois molécules d'acide acétique et en *chondrosine* :

$$C^{18}\,H^{27}\,Az\,O^{14} + 3\,H^2\,O = 3\,CH^3.\,COOH + C^{12}\,H^{21}\,Az\,O^{11}$$
Chondroïtine   Acide acétique   Chondrosine

Le dédoublement ultérieur de la chondrosine par l'eau de baryte la révèle comme formée à son tour par l'union de la *glucosamine* avec *l'acide glycuronique* :

$$C^{12}\,H^{21}\,Az\,O^{11} + H^2\,O = COOH.\,(CHOH)^4.\,CHO$$
Chondrosine   Acide glycuronique

$$+ C^6\,H^{11}\,O\,.\,Az\,H^2$$
Glucosamine

Quant à la substance que MOERNER avait retirée du cartilage et nommée « chondromucoïde », elle ne serait, d'après SCHMIEDEBERG, qu'un mélange de combinaisons insolubles de l'acide chondroïtine-sulfurique avec des albuminoïdes et de la gélatine.

Au total, *l'unique caractère fondamental du tissu cartilagineux* lui vient de la présence de cet acide chondroïtine-sulfurique, combinaison complexe de la glucosamine et de l'acide glycuronique avec l'acide acétique et *l'acide sulfurique*. Il ne s'agit pas d'un banal sulfate, mais bien d'une combi-

naison beaucoup plus intime de la matière organique avec
l'acide sulfurique, d'un éther, où l'acide minéral a perdu ses
réactions habituelles tout en contractant des liaisons nouvelles
dont nous retrouverons les analogues en étudiant le rôle du
soufre dans les sécrétions hépatique et rénale.

On conçoit donc l'importance du soufre dans la croissance
normale du squelette et dans le bon fonctionnement des surfaces articulaires. Ce bon fonctionnement articulaire n'est
pas lié seulement à l'intégrité des surfaces de friction cartila-
gineuses, mais aussi à la sécrétion normale de la synovie et
à l'intégrité des ligaments périphériques. Or, il est curieux
de voir que la mucine synoviale présente une richesse en
soufre (1,34 0/0) supérieure à celle des mucines typiques
telles que la mucine sous-maxillaire (0,84 0/0), et de noter
que la « gélatine de ligaments » et la « mucine de tendons »
renfermeraient, elles aussi, de l'acide chondroïtine-sulfurique.

En résumé, le soufre nous apparaît commme un élément
fondamental, non seulement du cartilage de croissance et de
conjugaison, mais aussi de l'appareil articulaire tout entier,
vis-à-vis duquel il joue certainement un rôle trophique important. Les résultats indéniables qu'a donnés de longue date la
médication sulfurée dans la cure des affections articulaires
et périarticulaires, résultats que nous verrons plus loin,
apparaîtront comme des applications de ce rôle trophique du
soufre dans l'appareil dont il s'agit de maintenir l'intégrité ou
d'assurer la réparation.

E — Le soufre dans la paroi vasculaire et les tissus réactionnels

Parmi les tissus où le soufre joue un rôle constitutionnel
spécial en dehors de son rôle cellulaire universel, il faut citer
encore la paroi des vaisseaux, et notamment l'*intima* de

l'aorte et des grosses artères. Cette tunique artérielle renferme normalement une substance protéique dont on n'avait d'abord trouvé d'analogues que dans certains organes pathologiques, et à laquelle VIRCHOW avait donné le nom d'*amyloïde*, parce que les colorations intenses qu'elle prend par l'iode faisaient songer à l'amidon des végétaux.

L'amyloïde normal de l'aorte humaine renferme 2,5 0/0 de soufre (NEUBERG, KRAWKOW) et paraît être encore un dérivé de l'acide chondroïtinesulfurique.

Les organes frappés de dégénérescence (foie, rate, etc.) se chargent fréquemment de *substances amyloïdes* riches également en soufre, et qui ressemblent d'une façon plus ou moins complète à l'amyloïde normal de l'aorte.

Si l'on rapproche de ce fait la composition des matières colorantes noires, *sarcomélanine* et *phymatorhusine*, qui se forment dans l'organisme atteint de certaines tumeurs sarcomateuses, et dont l'énorme teneur en soufre peut atteindre ou même dépasser 11 0/0, on se rendra compte de l'importance de notre métalloïde dans les réactions des tissus lésés, qu'il s'agisse de simples dégénérescences ou, au contraire, de processus de défense contre l'agent pathogène.

F — **Le soufre dans la sécrétion salivaire**

Ce ne sont pas seulement les tissus en place de l'homme qui renferment le soufre dans leur constitution : ce métalloïde fait partie aussi de toute une série de sécrétions où il joue parfois un rôle des plus importants.

Si nous passons en revue les diverses sécrétions digestives, nous avons à signaler dès le début le rôle du soufre. Car la salive buccale renferme une petite quantité de *sulfocyanates alcalins* (rhodanates), dont la proportion peut varier, mais qui sont en général reconnaissables par la coloration rouge-sang qu'ils donnent avec le chlorure ferrique. Le liquide mixte de la cavité buccale n'en contient guère que de 0 gr. 016 à 0 gr. 084 par litre (OEHL), exprimés en sulfocyanate de potassium (S C Az K) : cela tient au mélange des diverses sécrétions, car si la salive sous-maxillaire n'en contient que 0 gr. 04 environ par litre (OEHL et SERTOLI), la salive parotidienne en renferme couramment 0 gr. 3 par litre (MITSCHERLICH, OEHL).

On attribue au sulfocyanate salivaire une action antiseptique utile ; nous allons trouver plus loin d'autres sécrétions, la sécrétion hépatique en particulier, où le soufre joue un rôle de première importance.

G — Le soufre dans la glande hépatique. Le soufre facteur général de désintoxication

Le foie est, comme on le sait, le siège d'une activité toute particulière et de réactions aussi importantes que diverses, qui en font le grand laboratoire chimique de l'économie.

La plus grande partie des produits de la cellule hépatique quitte la glande par les voies de la sécrétion biliaire, et en tête des constituants caractéristiques de la bile, nous devons citer les « sels biliaires ». Ce sont le *glycocholate* et le *taurocholate de sodium*, dérivés respectivement des acides glycocholique et taurocholique. De même que l'*acide glycocholique* résulte de la combinaison du glycocolle avec un corps spécial, l'acide cholalique, caractéristique de la bile, de même l'*acide taurocholique* provient de l'union du même *acide cholalique* avec une substance riche en soufre des plus intéressantes, la *taurine*. Il est facile de le constater par l'action hydrolysante des acides minéraux, qui dédoublent l'acide taurocholique en taurine et acide cholalique :

$$C^{26} H^{45} Az SO^7 + H^2 O = C^{24} H^{40} O^5 + C^2 H^7 Az SO^3$$

Acide taurocholique   Acide cholalique   Taurine

On voit immédiatement que l'une des grandes fonctions du foie est précisément d'amener sous forme de taurine tout ou partie du soufre de l'organisme. Qu'est-ce donc que la taurine, d'où vient-elle et comment se forme-t-elle ?

On sait depuis longtemps que la *taurine, acide aminoétha-nesulfonique*, possède une double fonction, aminée et sulfitique, et répond à la formule

$$CH^2 - SO^2 . OH$$
$$|$$
$$CH^2 - Az\,H^2$$

Taurine

C'est une substance parfaitement cristallisée, soluble dans l'eau, mais fort peu dans l'alcool, dont les alcalis chauds détachent le soufre, non point sous forme de sulfure, mais bien sous celle de sulfite. La taurine renferme 25,60 0/0 de soufre. Ce n'est pas seulement le foie qui fabrique la taurine, car on la trouve en petite quantité dans une série d'organes, le rein, le poumon surtout. Le tissu musculaire lui-même en fournit des traces chez l'homme (des quantités notables chez les animaux à sang froid). On s'explique donc que le sang, qui a procédé au lavage de tous ces organes, puisse renfermer des traces de taurine, qu'il apporte au foie.

Quoi qu'il en soit, que le foie fabrique à lui seul toute la taurine de la bile, ou qu'à sa production autochtone vienne s'ajouter une petite production auxiliaire par les autres organes (ainsi que cela se passe pour l'urée), l'origine chimique de la taurine est indéniable : il faut la chercher dans les albuminoïdes, et, bien entendu, dans le groupe cystéinique de ces molécules.

Remarquons que la cystéine étant une chaîne de trois carbones, pourvue de trois fonctions : acide carboxylé, amine, sulfure, il suffit que la cystéine perde son carboxyle et oxyde sa fonction sulfurée en fonction sulfitique, pour se transformer en taurine. C'est ce que FRIEDMANN a réalisé, *in vitro*, par l'action du brôme qui oxyde la cystéine en acide cystéinique, et par l'eau surchauffée à 235° qui scinde l'acide cystéinique en anhydride carbonique et taurine :

$$CH^2 - SH \qquad\qquad CH^2 - SO^2.OH \qquad\qquad CH^2 - SO^2.OH$$
$$CH \ - Az\,H^2 \ \Longrightarrow\ CH - Az\,H^2 \qquad \Longrightarrow\ CH^2 - Az\,H^2$$
$$COOH \qquad\qquad\quad COOH$$

Cystéine   Acide cystéinique   Taurine

Lorsqu'on sait combien sont répandus dans l'organisme les deux phénomènes de scission du carboxyle et d'oxydation, on trouve tout naturel le passage de la cystine à la taurine.

La démonstration directe en a été donnée sur le terrain physiologique par BERGMANN, qui, en administrant au chien du cholalate de sodium et de la cystine, a vu l'animal produire abondamment de l'acide taurocholique, et a définitivement prouvé ainsi l'origine cystéinique de la taurine.

Que devient la taurine excrétée par le foie ? C'est sous forme de taurocholate de sodium qu'elle est déversée dans le duodénum, où cette combinaison joue un rôle important comme adjuvant dans la digestion intestinale, en ce qui concerne notamment les graisses. Mais l'acide taurocholique lui-même doit être résorbé, en partie au moins, dans l'intestin, car on ne le retrouve pas dans les féces de l'homme normal. Si dans l'état de santé les excréments peuvent renfermer un peu d'acide cholalique ou de dyslysine, qui est un produit d'altération, on n'y signale pas de taurine libre ou combinée.

Il faut donc que la taurine soit réabsorbée par la muqueuse intestinale. Par la voie des veines mésentériques et de la veine porte, la taurine retourne au foie qui la réemploie peut-être en partie pour la synthèse de l'acide taurocholique, mais qui certainement fait passer constamment une partie de la taurine, c'est-à-dire du soufre, sous des formes d'élimination définitives qu'il nous reste à examiner.

Lorsqu'on administre expérimentalement à l'organisme une quantité un peu forte de taurine, on voit apparaître dans

l'urine de *l'acide taurocarbamique* résultant de la combinaison
de la taurine avec les éléments de l'acide isocyanique :

$$CH^2 — SO^2 . OH$$
$$CH^2 — AzH . CO . AzH^2$$

Acide taurocarbamique

L'acide taurocarbamique est d'ailleurs excrété en petite
quantité dans l'urine normale de l'homme, mais ce n'est là
qu'une forme accessoire de l'élimination sulfurée.

La destinée fondamentale du soufre de l'organisme humain
est de subir un processus d'oxydation graduelle et toujours
plus avancée. Le soufre reçu par nous du monde végétal
(avec ou sans l'intermédiaire des herbivores), sous la forme
sulfurée (— SH) de la cystéine incluse dans la molécule
albuminoïde, a passé par un deuxième stade oxydé déjà, qui
nous a valu la taurine avec son groupe sulfitique ($—SO^2 . OH$).
Puis, le jeu normal des oxydations va l'amener à un degré
supérieur d'oxydation, la forme sulfatique ($— O . SO^2 . OH$) :
c'est à l'état d'acide sulfurique, ou plus exactement de sulfates, que la majeure partie du soufre abandonne le corps
humain. En même temps que l'oxydation du soufre s'achève,
elle détache le groupe carboné de la taurine, qui subit l'oxydation pour son propre compte.

Nous verrons que l'urine renferme journellement du
soufre sulfurique, non seulement sous la forme de sulfates
minéraux, mais aussi sous celle d'éthers sulfuriques particuliers, dont la formation va nous faire comprendre l'une des
fonctions antitoxiques fondamentales du foie.

On sait que le foie est la grande barrière qui protège l'organisme contre une foule d'intoxications, d'origine diverse,
qui auraient tôt fait de le tuer. Le foie possède la propriété
de retenir au passage, de fixer temporairement et d'éliminer
ensuite par des moyens appropriés, non seulement les poisons
métalliques, mais aussi, comme l'ont vu déjà SCHIFF, HEGER
et quelques autres, et, comme l'ont établi surtout les travaux

de ROGER, les alcaloïdes et poisons organiques divers, même les toxines microbiennes.

En ce qui concerne les poisons métalliques, nous verrons, dans la partie thérapeutique de cette notice, que *le soufre est le meilleur antidote de certains métaux,* comme le plomb et le mercure, que l'intoxication soit accidentelle, professionnelle ou médicamenteuse.

Mais il y a plus. Notre intestin lui-même, envahi par d'innombrables bactéries, est perpétuellement le siège d'une série de décompositions putréfactives qui s'attaquent notamment aux fragments hydrolytiques des matières albuminoïdes, et dont les produits ont une grosse part de responsabilité dans les accidents d'*autointoxication.* Il faut citer particulièrement les substances dérivées de l'altération de la tyrosine et des autres aminoacides aromatiques : oxyacides aromatiques, phénols tels que le phénol ordinaire, le paracrésol et la pyrocatéchine, indol, etc.

Tous ces produits de putréfaction intestinale, résorbés en partie au moins par la muqueuse, arrivent au foie, et c'est lui encore qui défend l'organisme en faisant passer toutes ces substances sous des *formes peu toxiques et facilement éliminables.* Il y parvient précisément *en les combinant aux éléments de l'acide sulfurique.*

Nous retrouverons dans l'urine le phénol sous forme d'un éther sulfurique acide, le sulfate acide de phényle ou *acide phénolsulfurique,* dédoublable en acide sulfurique et phénol :

$$C^6H^5 - O.SO^2.OH + H^2O = C^6H^5 - OH + HO.SO^2.OH$$

Ac. phénolsulfurique   Phénol   Ac. sulfurique

Nous y retrouverons le paracrésol sous forme d'*acide paracrésolsulfurique,* l'indol à l'état d'*acide indoxylsulfurique,* etc.

$$C^6H^4 \begin{cases} O.SO^2.OH\,.1 \\ CH^3\quad.4 \end{cases} + H^2O = C^6H^4 \begin{cases} OH\,.1 \\ CH^3\,.4 \end{cases} + HO.SO^2.OH$$

Ac. paracrésolsulfurique   Paracrésol   Ac. sulfurique

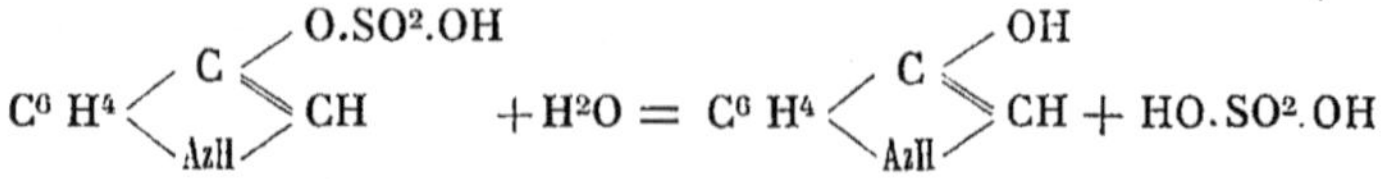

$$C^6 H^4 \underset{AzH}{\overset{C}{<}} \overset{O.SO^2.OH}{\underset{CH}{>}} + H^2O = C^6 H^4 \underset{AzH}{\overset{C}{<}} \overset{OH}{\underset{CH}{>}} + HO.SO^2.OH$$

Ac. indoxylsulfurique   Indoxyle   Ac. sulfurique

Or, tous ces éthers sulfuriques acides, tous ces *acides sulfuriques conjugués*, comme on les appelle souvent, prennent naissance dans le foie. PFLUEGER et KOCHS, EMBDEN et GLAESSNER, etc., l'ont démontré par des expériences de nature diverse, et notamment en réalisant cette synthèse par circulation artificielle dans le foie isolé ou au contact de la pulpe de foie. De plus, une série d'auteurs, MUNK, HAMMARSTEN, OERUM, BRAND, ont constaté directement la présence des éthers sulfuriques dans la bile, où ils peuvent représenter en certains cas une fraction notable du soufre.

Il est donc hors de doute aujourd'hui que *le soufre est l'agent spécifique utilisé par la cellule hépatique pour nous protéger de l'intoxication aromatique.*

Ce soufre est évidemment emprunté à la taurine, à moins qu'il ne provienne directement, comme dans certains cas spéciaux, de la cystéine protéique elle-même. C'est ainsi que l'absorption des dérivés halogénés du benzène, du bromobenzène par exemple, est suivie de l'élimination d'un dérivé de la cystéine, *l'acide bromophénylmercapturique* :

$$CH^2 - S - C^6 H^4 . Br$$
$$| $$
$$CH - AzH.CO.CH^3$$
$$| $$
$$COOH$$

Ac. bromophénylmercapturique

Bien que limitée à des circonstances peu fréquentes, la formation de ces acides mercapturiques vient corroborer la production incessante des éthers sulfuriques, nous prouvant une fois de plus que le soufre est un des facteurs de désintoxication les plus puissants dont dispose notre organisme.

ɪɪ — **Le soufre dans la sécrétion rénale**

Nous allons retrouver dans l'urine l'aboutissant final de ce soufre dont nous avons vu le rôle constitutionnel dans nos éléments cellulaires, puis la séparation et la tranformation au cours du métabolisme.

L'homme adulte normal élimine journellement par l'urine une quantité de soufre assez variable avec les circonstances de sa vie et de son alimentation, mais qui oscille généralement dans les environs de 1 gr. 5 à 2 gr. Ce soufre est excrété sous des formes multiples.

La majeure partie du soufre, les trois quarts environ, est éliminée sous forme complètement élaborée : c'est le « soufre acide » de SALKOWSKI, le « soufre complètement oxydé » de LÉPINE et GUÉRIN. Cette fraction est parvenue au sommet de l'échelle d'oxydation dont nous avons déjà parlé, elle est passée à l'état d'acide sulfurique.

Une partie de cet acide sulfurique a été employée par le foie, comme nous l'avons vu, pour éthérifier les phénols venus de l'intestin et l'indoxyle : elle se trouve maintenant sous forme d'éthers sulfuriques acides ou *conjugués sulfuriques* (acides paracrésolsulfurique, phénolsulfurique, pyrocatéchinesulfurique, indoxylsulfurique, etc.). La consommation d'acide sulfurique pour l'éthérification hépatique des phénols dépend évidemment de la quantité de ceux-ci, c'est-à-dire de l'intensité des putréfactions intestinales. La quantité journalière du soufre des éthers est donc très variable suivant l'état de l'intestin et du foie : elle représente le plus souvent le dixième environ du soufre acide, soit environ 0 gr. 1 à 0 gr. 2; elle augmente notablement avec les troubles intestinaux. Il faut y joindre des traces d'acide chondroïtinesulfurique.

Tout l'acide sulfurique qui reste en excès après que le foie
a satisfait aux exigences de l'éthérification des phénols se
combine aux métaux de l'organisme, sodium, potassium, calcium, magnésium : il apparaît dans l'urine à l'état de *sulfates
minéraux*. Ce sont donc ces sulfates qui constituent la forme
principale d'élimination du soufre usé de nos cellules, après
qu'il a passé par les stades successifs de cystéine et de taurine : les sulfates ne proviennent directement de l'alimentation que pour une part insignifiante, leur véritable origine est
l'oxydation intraorganique des albuminoïdes. Nous excrétons
par jour environ 0 gr. 9 à 1 gr. 3 de soufre sulfurique minéral.

Mais le soufre sulfurique ne représente pas à lui seul toute
l'excrétion rénale. Une fraction variable (de 14 à 33 0/0
d'après diverses analyses), mais qui atteint en chiffres ronds
près du quart, soit environ 0 gr. 4 à 0 gr. 5 chez l'homme
sain, a échappé à l'évolution complète et n'est pas parvenue
à l'état d'acide sulfurique : c'est le « soufre neutre » de SAL-
KOWSKI, le « soufre incomplètement oxydé » de LÉPINE et
GUÉRIN.

Une partie du soufre incomplètement oxydé appartient à
une petite quantité des substances précédemment décrites,
sur laquelle l'organisme n'a pas épuisé son action : un peu
d'acide sulfocyanique, un peu de cystine ou d'un corps analogue, un peu de taurine et d'acide taurocarbamique, occa-
sionnellement un peu d'acides mercapturiques. Très peu
abondants chez l'homme normal, tous ces corps peuvent augmenter notablement dans les états pathologiques.

Mais la partie la plus intéressante du soufre incomplètement oxydé est constituée par des substances spéciales à
l'urine, molécules assez complexes encore qui sont des stades
de décomposition peu avancée des albuminoïdes, dont elles
ont conservé le soufre et l'azote tout en fixant plus abondamment de l'oxygène. Ce sont l'*acide oxyprotéique* de BONDZYNSKI
et GOTTLIEB (1,12 0/0 de soufre, partiellement séparable par
les alcalis), l'*acide alloxyprotéique* de BONDZYNSKI et PANEK

(2,19 0/0 de soufre), et l'*acide antoxyprotéique* de Bondzynski, Dombrowski et Panek (0,61 0/0 de soufre, partiellement séparable par les alcalis) qui n'est autre que le facteur tant cherché de la diazoréaction d'Ehrlich. Il faut y ajouter peut-être l'*acide uroferrique* de Thiele (3,46 0/0 de soufre) et sûrement l'*urochrome*, matière colorante jaune normale de l'urine, que les travaux de Dombrowski ont montré appartenir à ce groupe et contenir 5,09 0/0 de soufre. Ces acides oxyprotéiques ont été trouvés tout récemment dans le sang (Browinski).

La quantité de tous ces composés du soufre subit dans les états pathologiques des fluctuations qui suffisent à prouver leurs relations étroites avec les phénomènes les plus essentiels de l'organisme.

---

i — Le soufre dans la sécrétion sudorale
et la désquamation cutanée

Ce n'est pas seulement le rein qui élimine le soufre, ce sont aussi les glandes sudoripares, qui peuvent être considérées, jusqu'à un certain point, comme des auxiliaires du rein. De même que ces glandes prennent part à l'excrétion du chlorure de sodium, des phosphates, des sels ammoniacaux, de l'urée, de la créatinine, des oxyacides aromatiques, etc., de même elles éliminent journellement du soufre, sous la forme oxydée d'acide sulfurique.

Comme l'urine, la sueur renferme l'acide sulfurique sous la double forme de sulfates minéraux et d'éthers sulfuriques acides des phénols et de l'indoxyle. On a même pu s'assurer (Kast) que dans la sueur comme dans l'urine, la proportion d'acide sulfurique conjugué aux phénols est environ de 1 dixième ou 1 douzième chez l'homme sain.

De même qu'on voit les diabétiques excréter du sucre par les glandes sudoripares et les goutteux se débarrasser en partie de l'acide urique par la même voie, de même on a pu constater chez les cystinuriques une élimination sudorale de cystine.

La perte urinaire en soufre n'est donc pas la seule que subisse l'organisme : il y faut joindre une petite quantité de ce métalloïde excrété par les sudoripares de toute la surface cutanée.

Enfin, il ne faut pas oublier la perte par désquamation épithéliale. Etant donnée la teneur remarquable des kératines de la peau et des poils (de 5 à 8 0/0 de soufre et même davantage), on conçoit que cette voie d'élimination soit loin d'être négligeable, sans qu'il soit possible de la traduire actuellement par des chiffres précis.

Cette revue rapide suffira à faire revivre dans l'esprit du médecin le rôle du soufre dans la constitution de nos tissus et nos sécrétions les plus actives. Elle démontre la généralité de son emploi par l'organisme, et son importance quantitative.

Il faut de plus remarquer que, contrairement au phosphore qui n'a été trouvé *avec certitude* dans le corps humain que sous l'unique forme complètement oxydée d'acide phosphorique (sels ou éthers), le soufre s'y présente sous des formes très variées et très distinctes au point de vue du potentiel énergétique qu'elles représentent. Le passage de l'une de ces formes aux autres ne se fait pas sans transport d'énergie : le soufre est un excellent facteur de ces *échanges énergétiques* qui constituent *la vie.*

Ainsi se justifie l'affirmation que nous émettions dès le début de cette Notice : après le carbone et l'azote, le soufre est le premier de tous les éléments qui s'imposent à l'attention du médecin et du thérapeute.

CHAPITRE II

RÉSUMÉ DU CHAPITRE

Le corps humain perd chaque jour par l'urine 1 gr. 5 à 2 gr. de soufre, auquel il faut ajouter la perte par sécrétion sudorale et désquamation cutanée : ces pertes doivent être réparées par l'alimentation. Les aliments d'origine animale apportent une quantité notable de soufre, à cause de leur richesse en albuminoïdes ; les végétaux nous en fournissent aussi, quoique en moindre proportion.

Mais il faut remarquer que les parties du corps des animaux les plus riches en soufre ne sont pas comestibles ; de plus le soufre des albuminoïdes ingérés, étant sous la forme de sulfhydrate peu stable et facilement séparable, est en partie détaché et perdu pendant le séjour des matériaux alimentaires dans l'intestin. Cette perte, d'importance variable suivant la flore bactérienne, peut devenir énorme. Il n'y a donc pas parallélisme entre la nutrition sulfurée et la nutrition azotée ; même quand celle-ci est parfaitement assurée, la nutrition sulfurée peut être affectée d'un déficit considérable.

Ces déficits de la nutrition sulfurée s'accompagnent de troubles trophiques de gravité croissante, qui frappent tout d'abord les organes les plus avides de soufre : peau et poils, muqueuses des voies respiratoires, etc. Ils retentissent en même temps sur l'état général.

CHAPITRE II

LA NUTRITION SULFURÉE

A — Origines alimentaires du soufre humain

Nous avons vu que le corps humain perd quotidienne-
ment par l'urine 1 gr. 5 à 2 grammes de soufre, auxquels
il faut ajouter la quantité difficile à évaluer, mais non négligeable, qui s'élimine par la sécrétion sudorale et la désquamation cutanée. Il faut donc, pour maintenir l'intégrité de
ses tissus, que notre organisme trouve dans son alimentation
journalière une quantité au moins équivalente.

Les aliments d'origine animale nous apportent une quantité notable de soufre. Sans vouloir nous encombrer ici de
chiffres superflus, il nous suffira de renvoyer le lecteur au
tableau dans lequel nous avons donné la teneur en soufre des
principales matières protéiques du corps humain. Les constituants homologues des diverses espèces animales ne sont pas
exactement identiques : le myosinogène du bœuf n'est pas
celui de l'homme, mais il en est voisin et lui ressemble par
ses caractères les plus importants; sa teneur en soufre est
donc à peu près du même ordre, du même ordre seulement,
car ici encore peuvent se faire sentir des variations spécifiques. WROBLEWSKI a trouvé dans la caséine humaine
1,11 0/0 de soufre, tandis que la caséine de vache n'en con-
tiendrait que 0,82 0/0 (CHITTENDEN et PAINTER). Le soufre que
nous apporte la nourriture animale s'y trouve inclus presque
totalement à l'état de matières albuminoïdes, c'est-à-dire
avant tout sous forme cystéinique.

L'origine véritable du soufre cystéinique des animaux doit être cherchée dans les plantes, auxquelles appartient la faculté remarquable d'isoler le soufre des sulfates minéraux en le débarrassant par réduction de son oxygène, et de le combiner aux chaînons carbonés et azotés pour en faire des albuminoïdes. Que ces albuminoïdes aient été au préalable ingérés et modifiés par les animaux herbivores qui nous les transmettent, ou que nous les ayons empruntés nous-mêmes directement à la nourriture végétale, c'est à ces albuminoïdes végétaux que nous sommes redevables, en dernière analyse, de notre soufre.

On a isolé du monde végétal comme du monde animal des espèces albuminoïdes définies, dont voici quelques analyses en ce qui concerne la proportion du soufre :

TENEUR EN SOUFRE DE QUELQUES MATIÈRES PROTÉIQUES

VÉGÉTALES

Albumine de blé	1,55 0/0	Ritthausen
— d'orge	1,18	»
— de pois	1,04	»
— de fèves	0,89	»
Globuline de blé	0,69	Osborne
Globuline cristallisée de la noix de Para	1,07	Grübler
Caséine végétale (noix de Para)	0,55	»
Glutencaséine de blé	1,17	Chittenden et Smith
— de seigle	0,95	Ritthausen
Légumine de pois	0,04	»
Vitelline de courge	1,07	»
» de chanvre	0,82	»
» de ricin	0,77	»
Conglutine d'amandes	0,51	»

Mais la proportion des matières protéiques dans les aliments végétaux étant beaucoup plus faible que dans les aliments animaux, on s'explique que les premiers soient moins riches en soufre. Voici quelques chiffres déterminés par BALLAND sur 100 grammes (pris à l'état sec) de diverses denrées :

TENEUR EN SOUFRE DES ALIMENTS VÉGÉTAUX (SECS)

	Pour 100		Pour 100
Avoine..........	0,065	Pommes de terre.	0,123
Blé........... ..	0,027 - 0,046	Navets...........	0,180
Maïs...........	0,035	Carottes........ .	0,092
Orge........	0,031	Poireaux.........	0,397
Riz.............	0,096	Laitue	0,214
Seigle........ ..	0,031 - 0,038	Fraises..........	0,012
Sarrasin........	0,072	Cerises..........	0,100
Haricots........	0,028 - 0,180	Abricots	0,021
Pois............	0,072 - 0,146	Pêches..........	0,114
Lentilles........	0,030 - 0,124	Sorbes.....	0,043

En outre des albuminoïdes, certains végétaux alimentaires contiennent de plus certaines molécules organiques beaucoup plus simples, riches en soufre. Les Crucifères les renferment à l'état de glucosides, tels que la sinigrine ou *myronate de potassium* $C^{10} H^{16} Az S^2 O^9 K$ de la moutarde noire, dont le dédoublement fournit de l'*isosulfocyanate d'allyle* $C^3 H^5 — Az = C = S$ (essence de moutarde, essence de rai-fort), et tels que la *sinalbine* $C^{30} H^{42} Az^2 S^2 O^{15}$ de la moutarde blanche, qui fournit de l'*isosulfocyanate d'orthooxybenzyle* $HO.C^6 H^4.CH^2 — Az = C = S$. Les Liliacées renferment des sulfures, comme l'essence d'ail ou *sulfure d'allyle* ($C^3 H^5$)² S, qui leur communiquent une odeur caractéristique.

Quant au monde minéral, il ne fournit point de soufre utilisable à la consommation humaine. Il est vrai que les eaux de boisson renferment souvent du sulfate de calcium (de même que le vin apporte du sulfate de potassium), mais ces sulfates minéraux traversent l'organisme à l'état de corps étrangers inertes. La minime quantité de ces sulfates qui peut être réduite en sulfures par les bactéries de l'intestin, ne mérite pas grande attention.

B — **Les déficits de la nutrition sulfurée. — Leurs causes**

Il semblerait donc, étant donnée la présence constante du soufre dans les aliments végétaux et surtout animaux, que l'approvisionnement de l'organisme doit se faire d'une façon régulière, et qu'il ne devrait jamais manquer de soufre pour la constitution de ses tissus. Le fait que toutes les matières albuminoïdes contiennent le soufre en même temps que l'azote pourrait faire penser qu'en assurant la nutrition azotée, on assurera du même coup la nutrition sulfurée.

Ce serait une erreur. Les proportions relatives du soufre et de l'azote varient beaucoup avec l'espèce protéique, et tous les tissus ne sont pas également riches en soufre. Si l'on veut bien se reporter au tableau que nous avons donné dès le début de cette Notice, on verra que les substances les plus riches sont avant tout les kératines (jusqu'à 5 0/0, 8 0/0 et même davantage), puis l'amyloïde de l'aorte (2,3 0/0), le mucoïde de la cornée (2,07 0/0), les sérumalbumines (environ 2 0/0), la réticuline des ganglions lymphatiques (1,88 0/0) et la nucléoprotéide de la bile (1,66 0/0).

Or, nous ne mangeons ni la peau des animaux, ni leurs cornes, ni leurs poils, ni leurs parois artérielles, ni leur œil, ni leurs ganglions, ni leur bile; nous consommons fort peu leur sang. Il nous faut cependant des matériaux pour fabriquer notre peau, nos cheveux, notre sang, nos vaisseaux, nos ganglions, notre bile, et ce ne sont point là des parties négligeables de notre corps. Si nous cherchons le soufre dans la viande musculaire ou le laitage, il nous faut donc ingérer des quantités de ces matières bien supérieures au poids de l'organe à former. Si nous voulons subvenir, par exemple, au moyen de la caséine de vache, qui renferme 0,82 0/0 de soufre, à la formation de 100 grammes de kératine dans nos cheveux (5 0/0 de soufre), ce n'est pas 100 grammes, mais bien 610 grammes de caséine qu'il nous faudra transformer, en admettant qu'aucune parcelle du soufre ne soit égarée au cours des phénomènes d'assimilation. Et cette quantité de caséine apportera une quantité d'azote 6 fois supérieure à celle qu'utilisera le cheveu.

Ces considérations prouvent qu'il peut y avoir *déficit de l'alimentation sulfurée, même en cas de suralimentation azotée.*

Mais il faut bien se garder de confondre alimentation avec nutrition. La *nutrition* est réalisée seulement lorsque la matière apportée par les aliments a subi avec succès les divers remaniements que comportent les phénomènes d'assimilation, et a pris dans nos cellules elles-mêmes la place qui lui revient.

Or la matière, et particulièrement la matière sulfurée, est exposée à souffrir de nombreux déchets au cours de cette évolution.

Dès leur trajet dans le tube digestif, les albuminoïdes sont soumis, non seulement à l'action des ferments protéolytiques qui les dédoublent en acides aminés, fragments normaux utilisables pour la synthèse de nos albuminoïdes spécifiques, mais aussi à l'attaque des innombrables bactéries qui transforment les acides aminés eux-mêmes en débris plus régressés, désormais inutilisables pour l'organisme et souvent toxiques.

Par exemple, une molécule de cystéine, soumise au double phénomène de réduction et de scission du carboxyle, dont les bactéries font si grand usage, peut être entièrement détruite pour ne laisser qu'un mélange d'anhydride carbonique, d'éthylamine et d'*hydrogène sulfuré*, ou encore un mélange d'anhydride carbonique, d'ammoniaque et d'*éthylmercaptan*. Ce n'est pas seulement la cystéine libre qui peut être ainsi détruite par les microbes, mais aussi directement le groupement cystéinique en place dans la molécule albuminoïde.

Ce n'est pas sans raison que, dans le premier chapitre de cette étude, nous avons insisté sur la *fragilité du soufre des albuminoïdes* et sur la facilité avec laquelle il peut être séparé par les alcalis ou simplement par l'eau. Ajoutons-y maintenant l'action puissante des bactéries intestinales. La preuve de cette séparation et de cette perte intestinale du soufre nous est fournie journellement par la présence dans les féces de l'*hydrogène sulfuré* $H^2 S$, du *sulfure d'ammonium* $(Az\ H^4)^2 S$, du *mercaptan méthylique* ou méthanethiol $CH^3. SH$ et même du *mercaptan éthylique* ou éthanethiol $CH^3. CH^2. SH$.

Tous ces corps sulfurés prennent part à l'odeur *sui generis* des féces; peu abondants parfois, ils se dégagent dans d'autres cas en grande quantité dans les gaz intestinaux. Il y a, dans ce fait, une cause très importante de déficit pour la nutrition sulfurée.

Enfin, la partie sulfurée des albuminoïdes qui a réussi à échapper aux fermentations parasites de l'intestin, doit subir les phénomènes de synthèse, de transport et de fixation dans les tissus, qui aboutissent à l'assimilation : tous les organismes, sains ou malades, ne sont pas également aptes à les réaliser sans déchet.

c — **Les déficits de la nutrition sulfurée.** — **Leurs conséquences**

Il èst aisé de comprendre que, partout où la nutrition sulfurée sera en déficit, les tissus qui ont besoin de soufre (c'est-à-dire l'organisme entier) éprouveront des troubles trophiques de gravité croissante avec la grandeur du déficit. Ce seront naturellement les organes les plus exigeants qui souffriront les premiers.

Ainsi s'explique, par la très forte proportion de soufre dont les kératines ont besoin pour se constituer, la fréquence des dermatoses, des affections de toute nature de la peau, des cheveux, des poils de diverses régions, des ongles, etc. Bien que certaines de ces affections soient d'origine parasitaire *en apparence*, les dermatologistes ont reconnu depuis longtemps qu'une certaine préparation dystrophique du terrain était nécessaire pour assurer le triomphe du parasite. Bien plus, une série de dermatoses, pelades, eczémas variés, etc., sont reconnues comme d'origine essentiellement dystrophique : ce sont les plus tenaces, les plus rebelles à la médication locale; elles relèvent, croyons-nous, d'une médication *trophique* générale, la médication sulfurée que nous étudierons plus loin.

Mais si les affections cutanées peuvent servir d'exemple aux tristes effets produits par l'insuffisance du trophisme sulfuré, ce ne sont point les seules. Pour exiger une riche alimentation en soufre, il n'est pas nécessaire qu'un tissu comporte dans sa constitution une très haute teneur de cet élément : il suffit qu'il ait à fabriquer constamment et en abondance un produit sulfuré.

Reportons-nous, par exemple, au tableau de la teneur en soufre de nos divers protéiques : nous y verrons que la mucine des voies aériennes contient 1,4 0/0 de cet élément. Or, chacun sait le rôle protecteur très important de la sécrétion muqueuse des voies respiratoires, pour nous défendre contre les poussières et les microbes qui, dans les grandes villes surtout, tendent à envahir notre arbre bronchique. Détergeant la muqueuse, balayant les poussières, entraînant les bactéries, la mucine des bronches et de la trachée nous sauve tous les jours la vie. On sait quelle énorme quantité de mucus il faut sécréter parfois pour se défendre au début d'une invasion microbienne : il faut du soufre à ce mucus. *La défense des voies respiratoires est donc une fonction du soufre* : si celui-ci vient à faire défaut, les cellules mucipares ne peuvent plus fabriquer de mucine, l'expulsion des bactéries s'arrête, le microbe nous envahit, l'organisme succombe.

Nous pourrions citer une série d'autres exemples de ces états morbides qui peuvent être en relation avec une insuffisance ou un vice de la nutrition sulfurée, même des dystrophies graves, comme des arrêts de développement du squelette par manque de soufre dans les cartilages de conjugaison, comme diverses arthralgies, ou même certaines dystrophies musculaires.

De plus, divers états morbides de l'organisme peuvent être interprétés comme résultant d'un défaut de nutrition sulfurée chez l'organisme qui « souffre de la faim », pourrait-on dire, en ce qui concerne cet élément. On sait, par exemple, que certains états anémiques s'accompagnent de dyspepsies et troubles intestinaux, et que souvent les matières fécales dégagent des quantités considérables d'hydrogène sulfuré et autres produits sulfurés ; il est certain qu'il y a de ce chef une perte grave en soufre, perte que l'organisme ne saurait supporter impunément et qu'il faut à tout prix compenser par une thérapeutique appropriée.

L'inanition sulfurée relative est responsable, non seulement d'une série d'*états anémiques*, lymphatiques et même cachectiques, mais aussi de certains *troubles neurasthéniques* du système nerveux, et enfin de ces processus de scrofulo-tuberculose, qui n'attendent qu'une occasion d'évoluer en tuberculoses pulmonaires ou viscérales à marche rapide, dès que la *déminéralisation* de l'organisme lui aura enlevé ses forces de résistance, en préparant le terrain pour le triomphe de l'infection.

CHAPITRE III

RÉSUMÉ DU CHAPITRE

Ce simple fait que la nutrition sulfurée peut être insuffisante, oblige la thérapeutique à rechercher une médication susceptible de combler le déficit, c'est-à-dire d'apporter à l'organisme du soufre assimilable.

Le choix de la substance qui viendra ainsi en aide à l'économie doit être guidé par la connaissance des destinées du soufre et de ses composés dans l'organisme. Or, une loi générale domine toute la circulation du soufre : dans l'économie humaine, toutes les substances sulfurées subissent une série d'oxydations successives, en passant par divers stades de plus en plus oxygénés, jusqu'à l'acide sulfurique. C'est ainsi qu'on voit la cystine aboutir, en passant par la taurine, aux éthers sulfuriques et aux sulfates minéraux. De même les sulfites, hyposulfites, sulfures, le soufre lui-même, se transforment facilement en acide sulfurique.

Jamais le soufre, dans notre organisme tout au moins, ne peut revenir en arrière. Il serait chimérique de vouloir chercher dans les composés oxygénés du soufre les matériaux du soufre non oxygéné nécessaire à la structure des albuminoïdes. Moins est avancée la combinaison du soufre avec d'autres éléments, plus la substance est efficace. La médication sulfurée doit reposer sur le soufre libre.

Malheureusement, le soufre libre est un corps inerte, insoluble dans les milieux aqueux, et ses formes les plus finement divisées jusqu'ici connues en pharmacologie, ne peuvent réagir qu'avec lenteur et irrégularité. Elles sont pratiquement inutilisables.

En revanche, le soufre libre devient un précieux agent thérapeutique lorsqu'on l'a fait passer à l'état de solution colloïdale, où le soufre se trouve divisé en une myriade de granules ultramicroscopiques. La surface d'attaque étant ainsi multipliée dans des proportions colossales, le soufre réagit avec intensité et régularité, il se combine directement aux matériaux organiques, il supplée à l'insuffisance de la nutrition sulfurée. La médication sulfurée doit reposer sur le soufre colloïdal.

Les solutions colloïdales de soufre, entrevues par divers auteurs, étaient jusqu'ici d'une instabilité extrême qui les rendait pratiquement inutilisables. Nous avons réussi à préparer un soufre colloïdal pur et stable, le Thionhydrol, susceptible d'être employé sous diverses formes pharmaceutiques qui mettent aux mains du médecin une arme thérapeutique entièrement nouvelle et très puissante.

CHAPITRE III

LA MÉDICATION SULFURÉE

**A — Destinées du soufre et de ses composés
dans l'organisme humain**

L'étude de la nutrition sulfurée et des vicissitudes auxquelles elle est exposée nous a fait comprendre la nécessité de venir en aide à l'organisme dans certaines circonstances, en lui fournissant, sous une forme médicamenteuse, le complément de soufre dont il a besoin.

Mais le choix de la substance sulfurée à employer dépend de la connaissance des destinées des principaux composés du soufre, au cours de leur passage dans l'économie.

Une grande loi que nous avons déjà vue domine ces transformations biologiques des molécules soufrées : leur tendance constante, *dans l'organisme humain*, à l'oxydation progressive, aboutissant enfin à la forme sulfurique saturée d'oxygène.

Les *sulfates* ingérés $M^2 SO^4$ s'éliminent à l'état de sulfates, sans avoir fait autre chose que traverser l'économie à l'état de corps étrangers inertes, et sans avoir pris la moindre part au métabolisme sulfuré. L'*acide sulfurique* lui-même s'empare des métaux alcalins qu'il trouve dans nos tissus, ou à défaut, se sature d'ammoniaque, et s'élimine lui aussi directement à l'état de sulfate, n'ayant agi que comme acide, et non comme sulfureux.

Les *sulfites* $M^2 SO^3$ ou l'*acide sulfureux* lui-même, ingérés à petites doses, se retrouvent rapidement à l'état de sulfates dans l'urine. RABUTEAU a constaté par exemple que 2 gr. de sulfite de sodium, ingérés en une fois, passent totalement à l'état de sulfate de sodium. Si la dose est forte, le pouvoir oxydant de l'organisme n'est pas toujours suffisant pour la transformer intégralement, et on retrouve, à côté du sulfate, une certaine fraction de sulfite en nature (ASTRIÉ, POLLI, RABUTEAU).

Il en est de même quand le groupement $—SO^2.OH$ de l'acide sulfureux se trouve combiné à une molécule organique, dans la *taurine* par exemple, qui est, nous l'avons vu, un acide aminoéthane-sulfureux ($H^2 Az — CH^2 — CH^2 — SO^2 OH$). De petites doses de taurine se transforment en acide sulfurique; si la quantité est plus forte, on voit apparaître dans l'urine de l'acide taurocarbamique ou même un peu de taurine libre.

Les *thiosulfates* (hyposulfites) $M^2 S^2 O^3$ se comportent d'une manière qui rappelle celle des sulfites; mais ils en diffèrent par leur excédent de soufre : on sait que l'action des acides les décompose avec mise en liberté d'acide sulfureux et de soufre. Les hyposulfites ingérés peuvent donc libérer dans l'estomac du soufre, et se transformer partiellement en sulfites. Comme ceux-ci, les hyposulfites peuvent être éliminés pour une part en nature si la dose est forte, mais une importante fraction passe à l'état de sulfates et peut atteindre la totalité si la dose n'est pas trop considérable (KLETZINSKI, RABUTEAU).

La destinée des *sulfures* $M^2 S$ et de *l'hydrogène sulfuré* $H^2 S$ ne forme qu'un ensemble. Etant donné l'alcalinité du sang d'une part, sa teneur en acide carbonique d'autre part, il s'établit certains équilibres entre les termes sulfure $Na^2 S$, sulfhydrate NaSH, acide sulfhydrique $H^2 S$, que ce dernier ait apporté le métal avec lui ou qu'il l'ait trouvé déjà dans le sang. La destinée des sulfures est en général celle de l'hydrogène sulfuré, beaucoup plus intéressante pour l'organisme que celle des composés oxygénés du soufre.

Bien que l'hydrogène sulfuré introduit par les voies respiratoires soit un toxique violent, responsable de bien des accidents lamentables, à l'ouverture des fosses d'aisance par exemple, on peut introduire l'hydrogène sulfuré par les voies digestives, en forte quantité, sans le moindre danger. On explique cette apparente contradiction par ce fait que l'hydrogène sulfuré introduit dans le sang au niveau du poumon va au cœur gauche, qui l'envoie à dose massive dans la circulation générale et notamment aux centres nerveux bulbo-protubérantiels, fort sensibles au poison. Au contraire, l'hydrogène sulfuré résorbé par la muqueuse intestinale, s'il franchit assez facilement la barrière hépatique, rentre au cœur droit, et n'atteint les centres nerveux qu'après avoir traversé les capillaires du poumon qui en rejettent une grande partie dans l'atmosphère, et n'en laissent subsister dans le sang qu'une faible proportion, insuffisante pour intoxiquer les centres nerveux.

L'hydrogène sulfuré offre à l'oxydation une résistance plus prolongée que celle des corps précédents. Aussi le voit-on — outre l'excès qu'élimine le poumon et qu'on peut reconnaître à l'odeur — le voit-on se distribuer en petite quantité à tout l'organisme et s'éliminer en partie par la surface cutanée, avec le concours des glandes sudoripares sans doute. Non seulement l'haleine, mais aussi la peau des individus qui absorbent de l'hydrogène sulfuré par la voie intestinale, présente l'odeur caractéristique et peut fournir, au contact du papier plombique, une tache de sulfure noir.

Cependant cette résistance à l'oxydation n'est que temporaire, et l'urine ne renferme pas d'hydrogène sulfuré même après l'ingestion de ce corps ou des sulfures (Fr. Muller). C'est sous la forme d'acide sulfurique qu'il est finalement éliminé lui aussi, sans doute après passage par des formes transitoires d'acides polythioniques et d'acide sulfureux.

C'est de l'hydrogène sulfuré qu'on peut rapprocher, non seulement les sulfures minéraux, mais aussi les *sulfures organiques*, que le soufre y soit lié doublement ($R - S - R'$) à la matière organique, ou par une seule atomicité ($R - SH$).

Nous avons vu un bel exemple de ces corps organiques sulfurés sans oxygène, quand nous avons étudié la cystine et la
cystéine : on se souvient que la cystine peut s'éliminer sous
la triple forme d'acide sulfurique, de taurine, et de cystine,
dont les quantités respectives varient suivant que la dose est
plus ou moins proportionnée aux capacités oxydatives de
l'économie.

Le *soufre* lui-même, introduit dans le tube digestif où il
exalte le péristaltisme intestinal, ne tarde pas à entrer en
combinaison. On ne le retrouve en effet qu'en minime quantité à l'état libre dans les féces, qui en revanche dégagent
une forte odeur d'hydrogène sulfuré ; l'haleine et la peau
exhalent la même odeur. La première étape du soufre libre
est donc sa transformation en H^2S par combinaison directe
avec l'hydrogène. Cette hydrogénation peut être, en partie du
moins, l'œuvre des bactéries réductrices de l'intestin, mais il
est permis de croire qu'il se fait aussi des combinaisons
directes du soufre avec de l'hydrogène fourni par les matériaux alimentaires, les substances protéiques en particulier,
ou même par les sécrétions digestives. Les faits incontes-
tables sur lesquels DE REY-PAILHADE avait fondé sa théorie
contestée du « philothion » autorisent à le penser.

Ce n'est pas seulement avec l'hydrogène que le soufre
libre a la faculté de se combiner, mais il réagit aussi directement sur les matières organiques provenant de l'alimentation, pour donner des produits sulfurés organiques dont
l'économie fait sans doute usage dans les processus d'assimilation.

L'hydrogène sulfuré formé aux dépens du soufre subit
alors sa destinée habituelle : résorption intestinale, circulation, exhalation partielle par la peau et les poumons, oxydation du reste et élimination à l'état sulfurique.

Quant aux produits organiques qui ont pu se former par
sulfuration directe, ils suivront, comme la cystine, la chaîne
des oxydations, et aboutiront, eux aussi, à l'état de sulfates
urinaires.

B — **La médication sulfurée doit reposer sur le soufre libre**

De ce qui vient d'être dit sur le sort des principaux groupes de composés du soufre, il résulte avec évidence que la médication sulfurée rationnelle doit avoir comme principe l'emploi du *soufre libre*.

Les sulfates et les sulfites, chargés d'oxygène, ne sauraient remonter la pente fatale et jouer un rôle trophique quelconque dans l'organisme. Les hyposulfites peuvent libérer une partie de leur soufre, mais la majeure partie est inutilisée : la thérapeutique les a abandonnés.

A l'hydrogène sulfuré et aux sulfures minéraux ou organiques appartient une action réelle, car ils n'ont pas encore subi les atteintes de l'oxygène qui fait perdre au soufre ses propriétés « viables ». Mais si l'action thérapeutique des sulfures est indéniable et constatée par maintes observations, ce ne sont pas encore ces substances qui fournissent le maximum d'effets qu'on doit attendre de la médication sulfurée.

Le *maximum* de résultats pratiques revient au *soufre libre* lui-même, pour un ensemble de raisons dont voici les principales :

1° Le soufre se transforme partiellement, comme nous l'avons vu, en hydrogène sulfuré, et possède, par conséquent, toutes les propriétés thérapeutiques reconnues à ce corps. L'hydrogène sulfuré formé aux dépens du soufre dans le corps humain lui-même possède en outre le précieux avantage de ne pas être administré brutalement, en une dose massive, condamnée à être rejetée pour une bonne part : il se produit lentement et progressivement. L'administration du soufre a donc pour effet de fournir à l'organisme, pendant des heures, un débit régulier et modéré d'hydrogène sulfuré, apte à l'utilisation permanente et complète. *L'administration du soufre lui-même est le meilleur mode d'administration de l'hydrogène sulfuré.*

2° En outre, le soufre est susceptible d'une foule de réactions dont l'hydrogène sulfuré n'est pas capable. L'atome de soufre combiné dans la molécule H^2S ne peut plus se transporter sur les groupements organiques que par le jeu de décompositions réciproques. Au contraire, la rupture de la molécule S^8 du soufre, met en liberté des atomes de *soufre naissant*, doués d'une grande énergie d'affinité, et capables de se combiner directement aux corps organiques en présence, c'est-à-dire en particulier aux acides aminés libérés par la digestion intestinale et qui vont se réassocier pour constituer les albumines spécifiques de notre corps. L'emploi du soufre libre nous fournit donc, non seulement l'hydrogène sulfuré déjà très utile, mais encore des matériaux organiques préparés pour l'assimilation.

3° Enfin, et pour tout synthétiser d'un mot, le soufre libre est le facteur de médication sulfurée dont le séjour et l'action intra-organiques sont les plus prolongés, le seul qui ait à parcourir dans le corps humain la série complète des stades évolutifs, pouvant jouer tour à tour le rôle constitutionnel et défensif que nous avons rappelé à propos de la cystéine et de la taurine.

---

c — La médication sulfurée doit reposer sur le soufre colloïdal. — Le Thionhydrol

Tous les heureux effets attendus de la médication par le soufre libre, nous les obtiendrons à coup sûr, à une seule condition, primordiale il est vrai : c'est que le soufre administré puisse entrer facilement et totalement en réaction. Or, nous savons que la première condition pour que les corps réagissent, c'est qu'ils se présentent à l'état dissous. « *Corpora non agunt, nisi soluta.* » Car un bloc insoluble ne saurait être attaqué que par sa surface, et le centre ne peut entrer en réaction qu'après la pénible désagrégation de la périphérie.

Malheureusement, toutes les variétés classiques du soufre sont insolubles dans l'eau. A la vérité, certaines variétés, comme le soufre octaédrique α, les divers soufres prismatiques et certaines variétés de soufre amorphe, sont solubles dans le sulfure de carbone et le chloroforme, légèrement dans les huiles, en minime quantité dans la glycérine, etc.; mais il y a certaines variétés de soufre amorphe qui sont insolubles même dans le sulfure de carbone et dont on ne saurait vaincre l'impassibilité.

Or, la fleur de soufre est un mélange de soufre octaédrique et de divers soufres amorphes ; le soufre précipité des pharmacies se compose de plusieurs variétés de soufre amorphe, les unes solubles, les autres insolubles dans le sulfure de carbone. On a bien essayé des injections de soufre octaédrique en solution huileuse, mais combien un tel véhicule diffère du milieu normal des réactions biologiques, le milieu aqueux !

Il faut donc avouer que, jusqu'ici, on ne savait pas utiliser régulièrement le soufre, faute de pouvoir en libérer les molécules par la dissolution. Nous avons réussi à tourner la difficulté, non par le moyen d'une dissolution véritable au sens des physiciens, mais en amenant *le soufre à l'état de solution colloïdale*, c'est-à-dire en le pulvérisant en une myriade de granules d'une finesse extraordinaire, ultramicroscopique. Cette manière de faire a pour résultat de multiplier énormément la surface de contact avec les substances à sulfurer, par suite de l'extrême petitesse des granules.

Dans les cas où l'on a pu évaluer le diamètre des granules de certains colloïdes, on l'a vu varier en général de 3 à 8 $\mu\mu$, c'est-à-dire de 3 à 8 millièmes de millièmes de millimètres : forçons la mesure et calculons sur 10 $\mu\mu$. Considérons, d'autre part, un globule de fleur de soufre qui aurait seulement un demi-dixième de millimètre de diamètre. Le calcul, basé sur la géométrie des volumes et des surfaces, montre qu'un même poids de soufre, s'il est disséminé en granules de 10 $\mu\mu$, présente une *surface totale 5.000 fois plus grande* que sous la forme de fleur de 0,05 millimètre. En supposant même des granules énormes de 100 $\mu\mu$, leur surface totale serait encore 500 fois plus grande que celle du même poids de soufre en fleurs. Nous ferons certainement une estimation modeste en affirmant qu'à poids égal, *le soufre colloïdal* que nous allons présenter au médecin offre une surface d'attaque (et par suite une facilité de réaction) *plus de mille fois plus grande* que le soufre en fleurs ou le soufre précipité auquel se bornaient jusqu'ici les plus grands raffinements pharmaceutiques.

On sait, d'autre part, que les granules des solutions colloïdales sont dans un état physique particulier, possédant des charges électriques spéciales qui leur confèrent une action excitatrice et catalytique remarquable. C'est par une telle excitation, due à leurs charges électriques, qu'on explique aujourd'hui généralement l'effet des métaux colloïdaux sur l'organisme, bien que ceux-ci, comme l'argent, le platine, l'or, etc., ne puissent en rien contribuer par eux-mêmes à la régénération des tissus.

Le *soufre colloïdal*, au contraire, non seulement possède, comme beaucoup de colloïdes, une action catalytique accentuée, excitatrice des réactions vitales, mais il est en outre destiné à prendre sa place naturelle dans la structure même de l'organisme : il joint à son *pouvoir catalytique* un *rôle spécifique et trophique* qui en fait un agent de reconstitution hors de pair.

L'obtention du soufre colloïdal en préparations assimilables se posait donc — et la réussite a justifié nos prévisions — comme le problème fondamental d'une médication sulfurée rationnelle.

Divers chimistes ont entrevu déjà des formes colloïdales du soufre. En étudiant la solution de WACKENRODER, c'est-à-dire le mélange complexe résultant de la réaction mutuelle de l'hydrogène sulfuré et de l'acide sulfureux au sein de l'eau,

DEBUS a obtenu une variété colloïdale du soufre, à laquelle il a donné le nom de soufre δ, d'une assez grande instabilité, et dont la solution ne peut être concentrée ou purifiée complètement sans coagulation et retour à l'état insoluble. ENGEL, dans la réaction de l'acide chlorhydrique sur les hyposulfites, a obtenu dans certaines conditions le soufre sous forme d'une « solution jaune qui se décompose très rapidement en donnant le soufre mou ordinaire des hyposulfites ». LOBRY DE BRUYN, à son tour, a réussi à retarder « d'un quart d'heure environ » la précipitation du soufre né de la réaction de l'acide chlorhydrique sur l'hyposulfite de sodium, en mélangeant ces corps dans un milieu de gélatine concentrée (20 0/0) dont il provoque aussitôt la « prise » par refroidissement.

Enfin, l'utilisation du soufre colloïdal dans l'organisme a attiré déjà l'attention des chercheurs. Dès la fin de 1907, on trouve, dans les Comptes rendus de la Société de Biologie, des notes de C. FLEIG d'une part, de L.-C. MAILLARD et H. DANLOS d'autre part, étudiant l'action physiologique et recherchant déjà l'action thérapeutique de soufres colloïdaux obtenus par divers procédés.

Mais ces tentatives, tout en montrant l'intérêt que les pionniers de la thérapeutique attachent à l'introduction de l'organisme du soufre en nature et à la réalisation de ce desideratum au moyen du *soufre colloïdal*, sont restées jusqu'ici isolées. Elles ne paraissent pas encore avoir conduit à des applications générales, peut-être à cause des grandes difficultés pratiques du problème à résoudre.

C'est à ces difficultés que nous nous sommes attaqués, c'est ce problème dont nous offrons au monde médical la solution. Après de longues et minutieuses recherches sur les diverses variétés du soufre colloïdal, le mécanisme de leur genèse, les conditions de leur stabilité, nous avons été assez heureux pour réaliser la préparation d'un *soufre colloïdal pur et stable*, le Thionhydrol, et son incorporation à diverses formes pharmaceutiques, permettant soit l'usage interne, comme la Liqueur de Thionhydrol, soit l'usage externe, comme la

Pommade au Thionhydrol, soit enfin l'application topique, comme les Ovules au Thionhydrol.

L'expérimentation thérapeutique du Thionhydrol a donné des résultats remarquables, qui nous permettent de recommander en toute confiance aux praticiens nos diverses préparations, dont ils trouveront, succinctement résumées dans le chapitre suivant, les principales indications.

CHAPITRE IV

RÉSUMÉ DU CHAPITRE

Outre son pouvoir trophique et le pouvoir catalytique qui lui est propre, le Thionhydrol possède naturellement, mais considérablement renforcées, exaltées « à la millième puissance », pourrait-on dire, les propriétés reconnues déjà aux anciennes formes banales de la médication sulfurée. Ses indications thérapeutiques dérivent donc de sa quadruple action, trophique, antiseptique et antiparasitaire, antitoxique, excitatrice.

Dans les affections chroniques des voies respiratoires *(rhinites, pharyngites, laryngites et bronchites chroniques), on administrera le médicament à l'intérieur sous forme de* Liqueur de Thionhydrol, *d'usage commode et efficace.*

Les affections chroniques des muqueuses génito-urinaires *en bénéficieront également, particulièrement chez la femme, où l'emploi topique des Ovules vaginaux au Thionhydrol rendra les plus grands services dans les vaginites et métrites chroniques, sans préjudice de l'usage interne de la* Liqueur de Thionhydrol.

Une série nombreuse d'affections cutanées, d'étiologie parasitaire ou trophique, sont justiciables du Thionhydrol. Nous avons réalisé une Pommade au Thionhydrol, *remarquable par ses caractères d'homogénéité et d'onctuosité, en vue de son application aux acnés de formes diverses, aux manifestations eczémateuses et séborrhéiques, etc. Bien entendu, on associera souvent, à l'action topique de cette Pommade, l'action trophique, par voie interne, de la* Liqueur de Thionhydrol.

La Liqueur de Thionhydrol *permettra, grâce à l'action dissolvante et éliminatrice du soufre sur les combinaisons métallo-protéiques, d'éviter les accidents d'hydrargyrisme chez les syphilitiques, même traités avec vigueur : c'est donc un excellent* adjuvant du traitement mercuriel. *Pour les mêmes raisons, cette préparation est indiquée dans les* accidents de l'intoxication saturnine, *aiguë ou chronique.*

Un grand nombre d'affections chroniques articulaires, tendineuses et musculaires, des rhumatismes de formes diverses, bénéficie-

ront de l'action trophique générale ou locale du médicament, admi- nistré soit sous forme de Liqueur de Thionhydrol, *soit en frictions avec la* Pommade au Thionhydrol.

Enfin, parmi les innombrables cas qui relèvent d'un état torpide de la nutrition *(anémie, chlorose, lymphatisme, scrofule), parmi les* états neurasthéniques, *beaucoup seront améliorés ou même guéris par l'action trophique du soufre, administré sous forme de* Liqueur de Thionhydrol.

Le Thionhydrol n'a guère comme contre-indications que celles qui résultent de son action vaso-dilatatrice (s'abstenir chez les congestifs), et comme limites d'administration, que la tolérance de l'intestin, dont le péristaltisme est assez facilement éveillé.

CHAPITRE IV

INDICATIONS THÉRAPEUTIQUES DU THIONHYDROL

A — Bases des indications thérapeutiques du Thionhydrol. Pouvoir trophique, pouvoir antiseptique et antiparasitaire, pouvoir antitoxique, pouvoir excitateur.

Les indications du Thionhydrol dérivent naturellement des caractéristiques principales de son action sur l'organisme, qui sont au nombre de quatre : rôle trophique, antiseptique et antiparasitaire, antitoxique, excitateur.

1° *Pouvoir trophique.* — Les chapitres que nous avons consacrés au rôle physiologique du soufre et à la nutrition sulfurée font suffisamment éclater aux yeux le rôle trophique du Thionhydrol. Inutile d'y revenir.

2° *Pouvoir antiseptique et antiparasitaire.* — Le Thionhydrol exerce une action antiseptique, soit par lui-même, soit par l'hydrogène sulfuré qui en dérive. Si cette action n'est pas d'une intensité telle qu'on puisse la comparer à celle des désinfectants chirurgicaux comme le sublimé ou le formol, elle n'apporte pas moins à la pullulation des bactéries une entrave précieuse pour l'organisme, notamment pour les muqueuses en état de lutte contre l'envahissement microbien.

De plus, le Thionhydrol a la faculté d'agir même sur des organismes beaucoup plus complexes que les bactéries, sur les parasites. En ce qui concerne les parasites externes du tégument, le soufre est employé depuis toute antiquité, et son efficacité est trop connue pour qu'il soit nécessaire d'y insister à propos du Thionhydrol, sinon pour rappeler que chez celui-ci les propriétés des autres variétés du soufre sont exaltées à un très haut degré.

Il n'est pas jusqu'aux parasites internes, aux vers intestinaux eux-mêmes qui ne soient, dans une certaine mesure, justiciables du Thionhydrol. Et les progrès de la pathogénie ne permettent plus de traiter ces parasites, comme autrefois, par l'indifférence. Sans parler de leur rôle possible dans l'inoculation de la fièvre typhoïde, dans la genèse de l'appendicite et du cancer, dans les anémies graves, etc., il ne faut pas oublier l'intoxication de l'économie par les produits qu'ils sécrètent. On sait le rôle du ténia dans la pathogénie des accidents épileptiques, et chez d'autres parasites ont été signalés des alcaloïdes hémolytiques d'une puissance considérable.

3° *Pouvoir antitoxique.* — Nous avons signalé, dans le Chapitre Ier, l'importance du soufre employé par le foie pour la défense de l'organisme contre les poisons intestinaux. Il faut ajouter que des actions antitoxiques du même genre s'exercent sur une foule de poisons organiques, même les plus violents. C'est ainsi qu'on peut sauver les animaux intoxiqués par les cyanures (Heymans), si on arrive à temps pour leur injecter des hyposulfites : ceux-ci agissent par leur soufre, transforment les cyanures en sulfocyanates inoffensifs.

Nous avons aussi fait allusion au rôle défensif du soufre contre l'intoxication par les métaux lourds, plomb et mercure. Si le soufre rencontre dans l'estomac les composés de ces métaux, il en précipite le sulfure, s'opposant ainsi à l'absorption ; mais dans les réactions intestinales qui se passent en milieu alcalin, ces sulfures restent facilement à l'état colloïdal et précipitent mal. L'efficacité indéniable du soufre contre le saturnisme et l'hydrargyrisme repose sur une autre cause, la dissolution et l'élimination des composés insolubles formés par les métaux avec les albuminoïdes.

Mialhe avait autrefois proposé cette explication, reprise et développée par Astrié, il y a plus d'un demi-siècle. Des expériences toutes récentes de Desmoulière et de Bertier l'ont vérifiée d'une manière indiscutable, montrant que les précipités d'albuminate de mercure se dissolvent à merveille sous l'influence de petites quantités de sulfures. « Ce sont, remarque Bertier, les produits sulfurés *les moins oxydés* (hydrogène sulfuré et sulfures alcalins) qui agissent le plus rapidement, puis viennent les hyposulfites, puis les sulfites ; quant aux sulfates, ils ont paru n'avoir aucune action. » Remarque qui corrobore pleinement ce que nous avons dit au Chapitre III sur la nécessité de recourir, pour la médication sulfurée, au soufre libre et spécialement au soufre colloïdal. Nous retrouverons tout à l'heure le Thionhydrol comme adjuvant du traitement mercuriel.

4° *Pouvoir excitateur.* — On sait depuis longtemps que le soufre produit une stimulation manifeste de l'organisme, et c'est peut-être la raison principale des succès obtenus par les eaux thermales sulfurées. Instituée sous cette forme, la médication sulfurée traduit ses effets sur la peau et les muqueuses (vasodilatation, chaleur, augmentation des sécrétions muqueuses et sudorales), sur l'appareil digestif (excitation de l'appétit, accélération des digestions), sur le foie (relèvement des élaborations, de la fonction uropoiétique, du coefficient azoturique), sur la circulation (renforcement et accélération des contractions cardiaques), sur la respiration (ampleur et accélération des mouvements respiratoires), sur la fonction rénale (augmentation du volume de l'urine et des éliminations), sur le système nerveux (excitation générale, surcroît d'énergie et de force, désirs vénériens).

Or, s'il faut faire, dans l'action des eaux sulfurées, la part de la radioactivité, de certains facteurs climatériques ou autres qui nous échappent encore, il est certain que la plupart de leurs effets sont dus aux sulfures, et au soufre, *au soufre colloïdal précisément.* Car il est remarquable que dans les transformations que subissent les eaux à partir de leur émergence, il se fait dès le début du soufre colloïdal ; mais cette phase est très fugace, ce soufre colloïdal, étant données les circonstances de sa formation, ne tarde pas à se coaguler : il devient inerte. De là résultent sans doute les déboires auxquels ont donné lieu les essais de consommation tardive d'eaux sulfureuses transportées, et la raison pour laquelle les thérapeutes recommandent de s'adresser à la source « vivante ».

Avec le Thionhydrol, le médecin aura constamment sous la main une arme active, une matière toujours « vivante », précisément grâce aux précautions que nous avons prises pour conserver au soufre, d'une manière durable, son état colloïdal assurant la permanence de son activité. Avec le Thionhydrol, la *cure sulfurée à domicile* cesse enfin d'être une chimère.

L'action excitante du Thionhydrol a des conséquences très heureuses pour l'organisme, parce qu'elle réveille l'activité de nos cellules, des phagocytes en particulier, leur permettant de triompher dans la lutte contre les microbes, ou de fournir l'effort plastique nécessaire à la reconstitution des tissus lésés, à la fermeture des plaies, etc.

De plus, l'action excitante du soufre est connue depuis longtemps en ce qui concerne ses effets laxatifs ou même purgatifs, lorsqu'on administre à haute dose les formes banales. Le Thionhydrol, dont nous avons vu l'énergie d'action chimique, exerce sur le péristaltisme intestinal une influence très accentuée, et il suffit parfois de 1 décigramme de Thionhydrol pour réveiller la contractilité d'un intestin dont plusieurs grammes de soufre ordinaire n'avaient pas suffi à vaincre l'atonie.

B — Le Thionhydrol dans les affections chroniques des voies respiratoires

Parmi les grandes indications du Thionhydrol il faut placer en première ligne les affections chroniques des voies respiratoires, quel que soit le point de la muqueuse de l'arbre aérien où siègent l'irritation permanente et le catarrhe.

Le coryza chronique ou *rhinite chronique* d'origine arthritique, les *rhino-pharyngites chroniques* ou catarrhes naso-
pharyngiens, *angines granuleuses,* etc. ; les *laryngites chroniques* d'origine arthritique ou dues au surmenage vocal
professionnel, les *bronchites chroniques,* relèvent essentiellement du Thionhydrol.

On sait combien sont fréquentes ces affections qui naissent,
sur un terrain arthritique le plus souvent, sous l'influence de
causes très diverses : refroidissement, et passage à l'état
chronique des coryzas, laryngites et bronchites aiguës qui en
sont la conséquence ; brouillards des grandes villes, chargés
de microbes, pendant la saison d'hiver, poussières dans la
saison d'été ; surmenage professionnel des cordes vocales et
du larynx chez les chanteurs, acteurs, professeurs, orateurs
de tous genres ; fumée du tabac, ou vapeurs irritantes
diverses auxquelles sont exposés un grand nombre d'indus-
triels.

Parmi les causes de ces affections chroniques des voies
respiratoires, il faut enfin faire une place à part aux suites
des infections aiguës qui ont pu amorcer les lésions par des
angines aiguës de natures diverses : la diphtérie, la scarla-
tine, la grippe surtout. Ces *suites de grippe* peuvent avoir, on
le sait, les conséquences les plus funestes : pour les cordes
vocales, en déterminant *l'altération et l'affaiblissement irrémédiables de la voix* ; pour l'oreille, en propageant jusqu'à
l'oreille moyenne, par la trompe d'Eustache, l'inflammation
chronique qui aboutira à la *surdité* ; pour le poumon lui-
même, en favorisant le développement de l'*emphysème* par
les efforts qu'exige l'expulsion incessante des mucosités
catarrhales.

On ne saurait donc combattre avec trop de vigilance et
d'activité les affections chroniques des voies respiratoires ;
la meilleure arme à employer est la Liqueur de Thionhydrol.
Le soufre et les sulfures sont en effet reconnus depuis longtemps comme les modificateurs par excellence des sécrétions
catarrhales ; nous avons vu que le Thionhydrol est la moda-

lité de choix de la médication sulfurée. L'hydrogène sulfuré
dont il imbibe l'organisme s'élimine en grande partie, nous
l'avons vu, par la muqueuse respiratoire sur laquelle il exerce
au passage une triple action expectorante, trophique et anti-
bactérienne.

Par l'action de H^2 S sur les matières protéiques, le Thionhydrol fluidifie les mucosités catarrhales et en facilite l'expec-
toration ; il excite et renforce la vitalité des cellules de la
muqueuse en même temps qu'il leur fournit des matériaux
de régénération ; il excite l'activité des phagocytes et les sou-
tient dans leur lutte contre les microbes envahisseurs, dont
ils finissent par triompher.

Peu à peu le catarrhe diminue et disparaît, la muqueuse
s'assèche et se décongestionne ; la bronchite, la toux, l'en-
rouement, les maux de gorge disparaissent, en même temps
que l'organisme devient plus résistant aux rhumes et aux
angines qui pourraient ultérieurement s'abattre sur lui.

Il n'est pas jusqu'à la *tuberculose pulmonaire* qui dans ses
stades de début, à marche lente et non fébrile, ne puisse
bénéficier de l'action trophique et reconstituante du Thionhydrol, de la suractivité phagocytaire que provoque ce médicament. Il est bien évident qu'on s'abstiendra de l'administrer
aux tuberculeux avancés, fébriles et congestifs, car l'action
vaso-dilatatrice du Thionhydrol pourrait produire des accidents d'hémoptysie. Néanmoins, nous pensons qu'entre les
mains du médecin prudent et habile, le pouvoir reminéra-
lisateur et excitant du Thionhydrol pourra donner d'heureux
résultats.

---

c — Le Thionhydrol dans les affections chroniques
des muqueuses génito-urinaires

Il existe une corrélation étroite entre la muqueuse urogé-
nitale et la muqueuse aérienne, au double point de vue de la
pathogénie et de la thérapeutique.

On sait effectivement que, chez l'un et l'autre sexe, ce sont les sujets arthritiques qui sont les plus disposés, soit aux pharyngites, laryngites et bronchites chroniques, soit aux uréthrites chroniques d'une part, aux vaginites et métrites chroniques d'autre part : voilà pour la pathogénie.

De même l'influence heureuse des balsamiques, et en général des modificateurs des sécrétions catarrhales, sur l'urèthre comme sur les bronches, a fait rapprocher de longue date, dans la classification, les médicaments bronchiques et génito-urinaires.

Nous avons donc pensé que la muqueuse génitale devait bénéficier. au même titre que la muqueuse bronchique, de l'action bienfaisante du Thionhydrol, anticatarrhale, plastique et régénératrice, avec cette circonstance heureuse que la voie génitale est accessible à l'emploi topique du médicament.

C'est en partant de cette idée que nous avons préparé des Ovules vaginaux au Thionhydrol, dont nous avons expérimenté l'emploi dans les irritations chroniques des voies génitales féminines, dans les *vaginites et métrites chroniques* d'origine diverse et d'allure variée. Les résultats ont été remarquables : le bénéfice du traitement est très net et très apprécié des malades, qui n'éprouvent pas avec les Ovules au Thionhydrol la petite sensation de cuisson désagréable déterminée par d'autres topiques, l'ichtyol par exemple.

Bien entendu, le médecin jugera utile, dans la plupart des cas, de renforcer l'action topique des ovules en remontant l'état général et les facultés de résistance de l'organisme, au moyen de la médication interne par la Liqueur de Thionhydrol. Il entreprendra ainsi, avec chances de succès, la lutte contre ces affections si fâcheuses par leur ténacité.

D — Le Thionhydrol dans les affections cutanées

L'emploi du soufre dans les affections de la peau est bien connu des médecins : nul ne sera surpris de nous voir pré-

coniser dans ces cas l'application externe du Thionhydrol,
puisque le Thionhydrol est du soufre *à la millième puissance,*
nous l'avons démontré, par son état de division extrême et
son énorme surface réagissante.

Pour faire bénéficier les maladies cutanées de l'action
remarquable du soufre colloïdal, nous avons réalisé par des
procédés spéciaux une Pommade au Thionhydrol,. à base de
lanoline et vaseline, très facile à appliquer et d'une grande
onctuosité.

N'insistons pas ici sur l'emploi du soufre contre les parasites animaux tels que ceux qui produisent la gale et la phti-
riase. Il nous paraît au contraire intéressant de signaler
l'action parasiticide du Thionhydrol sur le *Demodex follicu-
lorum* dont les travaux tout récents de BORREL viennent de
mettre en lumière, d'une façon assez inattendue, le rôle dans
l'inoculation et la naissance des *tumeurs cancéreuses*. La découverte date d'hier, les préceptes hygiéniques qui semblent en
découler n'ont pu encore recevoir une application capable de
révéler leur influence sur la prophylaxie du cancer. Mais il
est certain qu'on atteindra les Demodex dans les gaînes des
poils et les canaux des glandes sébacées où ils s'abritent, le
long des ailes du nez principalement, et qu'on s'en débarrassera, par l'emploi alternatif et répété de la Pommade au Thionhydrol et d'un dissolvant aromatique des graisses comme le
xylol. Le jour où les médecins jugeront nécessaire la chasse
systématique aux Demodex, l'arme est toute prête à leur
disposition.

Les parasites végétaux qui hantent la peau humaine seront
vaincus par le Thionhydrol. C'est ainsi qu'on obtiendra par
les onctions de Pommade au Thionhydrol la destruction du
Microsporon furfur, et qu'on mettra un terme au *pityriasis
versicolor* dont il est la cause, sans faire subir à la peau une
irritation trop forte.

Le Thionhydrol trouvera l'un de ses emplois les plus fré-
quents dans toute une série d'affections qui relèvent, d'après la
clinique française, plutôt d'un état général de l'organisme que

d'interventions parasitaires localisées. Nous voulons parler
du groupe des affections séborrhéiques, des acnés, des eczémas, si répandus et souvent si tenaces.

Toutes les variétés d'acné, *acné inflammatoire vulgaire*,
disséminée ou localisée, *acné polymorphe* des lymphatiques,
couperose, acné séborrhéique, etc., relèvent du Thionhydrol.
Nous avons contrôlé à maintes reprises ses heureux effets et
la parfaite tolérance de la peau vis-à-vis de notre Pommade
au Thionhydrol ; rien de plus simple que d'en faire l'application locale, le soir par exemple, au coucher : un savonnage
ultérieur à l'eau chaude en débarrassera l'épiderme.

Dans les *affections eczémateuses* de toutes variétés, on devra
tenter de modifier localement l'épiderme par la Pommade au
Thionhydrol, et le malade en retirera souvent un grand bénéfice. Le soufre exerce en effet sur les capillaires de la peau
une influence qui se traduit par l'arrêt de la transsudation
plasmatique et de la diapédèse leucocytaire, permettant ainsi
la dessiccation des formes suintantes. De plus, par la production d'hydrogène sulfuré au contact des tissus, le soufre
pénètre dans toute l'intimité des couches épithéliales, où il
exerce un rôle trophique direct : UNNA lui attribue un effet
de *kératinisation* des cellules épidermiques, qui répare la
lésion.

On connaît les beaux résultats obtenus par les médecins
des stations thermales sulfurées dans les maladies de la peau,
les affections eczémateuses en particulier. Mais on sait
aussi que dans les stations les mieux étudiées, à Luchon
notamment, on recherche les *eaux blanchissantes* parce
qu'elles n'irritent pas trop violemment la peau, exerçant une
action à la fois efficace et particulièrement douce, très utile
à la cure des affections herpéto-arthritiques. Or, il est extrê-
mement intéressant de rappeler que ces eaux doivent leur
blanchissement à la formation éphémère du soufre colloïdal
et aux transformations qu'il subit ultérieurement. C'est ce
soufre colloïdal, si fugace dans les eaux sulfureuses, que nous
avons réussi à fixer dans la Pommade au Thionhydrol.

Bien entendu, au traitement externe local doit s'ajouter le traitement général interne. Car la cause profonde de ces maladies doit être cherchée dans une dystrophie générale, dans un vice de la nutrition sulfurée en particulier. On renforcera donc la nutrition sulfurée, suivant les principes exposés antérieurement, par l'usage régulier et prolongé de la Liqueur de Thionhydrol. Le médecin ne perdra jamais de vue l'importance de ce traitement interne.

E — Le Thionhydrol dans la syphilis (adjuvant du traitement mercuriel)

L'agent incomparable qu'est le mercure pour le traitement de la syphilis est parfois mal supporté, soit par susceptibilité spéciale, soit par excès de doses, soit par accumulation de celles-ci pour défaut d'élimination. On voit alors apparaître tous les accidents de l'hydrargyrisme : salivation, gingivite, glossite, stomatite souvent grave, troubles digestifs, vomissements, diarrhée, anorexie, amaigrissement, cachexie. Mais les médecins des stations sulfureuses se sont aperçus d'un effet très bienfaisant de leurs eaux, qui faisaient disparaître les accidents et permettaient de continuer sans danger le traitement mercuriel.

Il est aujourd'hui hors de doute que ces heureux résultats sont dus au soufre et aux sulfures, dont nous avons signalé le pouvoir dissolvant remarquable sur les combinaisons hydrargyriques des matières albuminoïdes. On le savait depuis MIALHE et ASTRIÉ, mais les recherches exécutées dans ces dernières années par DESMOULIÈRE et par BERTIER, dans le service du professeur GAUCHER, à l'Hôpital Saint-Louis, ont précisé ce mécanisme. Ces recherches ont définitivement prouvé la circulation et l'élimination, sous l'influence du soufre, du mercure indûment fixé dans les tissus ; elles aboutissent aux conclusions suivantes :

1º La médication sulfurée remet en mouvement les réserves mercurielles qui peuvent être contenues dans un organisme antérieurement traité ;

2º La médication sulfurée, activant l'élimination du mercure, met fin aux accidents d'hydrargyrisme et notamment à la salivation ;

3º La médication sulfurée autorise l'emploi de doses considérables de mercure sans crainte d'accidents, et permet de traiter efficacement des malades jusqu'alors rebelles.

Le Thionhydrol, ici encore, doit être l'arme de choix de la médication sulfurée. On l'administrera à l'intérieur, sous forme de Liqueur de Thionhydrol. Le Thionhydrol sera prescrit avec avantage à tout syphilitique, mais surtout :

Aux malades cachectiques ou à système nerveux déprimé ;

A ceux qui supportent mal, par suite d'intolérance particulière, les petites et moyennes doses de mercure ;

A ceux dont la syphilis, grave ou tenace, exige un traitement mercuriel intensif avec des doses deux ou trois fois supérieures à la normale.

F — Le Thionhydrol dans l'intoxication saturnine

Ce que nous venons de dire du mercure peut s'appliquer presque exactement au plomb : le Thionhydrol doit être employé à prévenir et à guérir, non seulement l'hydrargyrisme, mais encore le saturnisme.

Par l'action fluidifiante de l'hydrogène sulfuré sur les combinaisons métallo-protéiques, le plomb insolubilisé dans les tissus sera remis en circulation, puis éliminé par le rein et l'intestin. L'intoxication sera arrêtée, et les organes débarrassés du plomb pourront reprendre leur jeu normal dans la mesure où les altérations déjà subies par eux ne seront pas irrémédiables.

Le traitement sulfuré doit être ici réalisé au moyen de la Liqueur de Thionhydrol.

G — Le Thionhydrol dans les affections chroniques articulaires, tendineuses et musculaires

Les faits que nous avons rappelés au Chapitre Ier, relatifs à la part importante prise par les composés du soufre dans la constitution des cartilages, des tendons et des liquides synoviaux, permettent de comprendre le retentissement des dystrophies sulfurées sur tout l'appareil articulaire.

De fait, la médication sulfurée a donné des résultats fort heureux dans les arthropathies de toute nature, les raideurs articulaires consécutives aux luxations et aux fractures, les rétractions tendineuses et diverses atrophies musculaires. Les diverses modalités du rhumatisme chronique (rhumatisme articulaire, musculaire, névralgique, viscéral), quelle que soit d'ailleurs la cause d'intoxication qui lui donne naissance (rhumatisme toxique, infectieux, scarlatineux, blennorrhagique, etc.), sont très avantageusement influencées par la médication sulfurée.

On a institué jusqu'ici cette médication surtout à l'aide des eaux minérales sulfureuses ; mais les effets mécaniques de la balnéation, de la douche et du massage ne sont qu'un côté de l'action de ces eaux. Le rôle trophique du soufre qu'elles renferment a une importance considérable, en modifiant le terrain arthritique et relevant l'activité de la nutrition. Or, ce rôle trophique, nous pouvons maintenant le demander à la Liqueur de Thionhydrol, en même temps que les frictions prolongées avec la Pommade au Thionhydrol nous permettront l'action locale directe.

II — Le Thionhydrol dans les états torpides de la nutrition
(anémie, chlorose, neurasthénie, lymphatisme, scrofule)

C'est encore le pouvoir trophique du soufre qui fait comprendre les résultats inespérés fournis par la médication sulfurée chez des anémiques et chlorotiques chez lesquels tout autre traitement avait échoué. Parmi les nombreux malades qui souffrent d'un état languissant de la nutrition, d'un état dystrophique et torpide, il en est toute une catégorie dont le mal traduit une inanition partielle de soufre.

Aussi ne faut-il pas s'étonner que de nombreuses observations, celles de SCHULTZ et STRÜBING en particulier, aient montré que, chez les *anémiques*, le soufre peut avoir une action au moins égale et souvent supérieure à celle du fer.

D'autre part, l'importance de la nutrition sulfurée pour la constitution même des neurokératines et des protagons du système nerveux indique l'emploi, dans les *états neurasthéniques*, du soufre à titre de reconstituant, de tonique, d'excitant. Toutes les fois qu'un malade de ces diverses catégories sera rebelle aux médications ferrugineuse, arsenicale, etc., ou concurremment avec elles, le médecin ne devra pas manquer de recourir au traitement par la Liqueur de Thionhydrol, dont les indications se préciseront et se développeront de plus en plus à mesure que progressera la pathogénie chimique de ces affections.

I — **Contre-indications du Thionhydrol**

L'action générale du soufre sur la circulation et son pouvoir vaso-dilatateur indiquent de ne pas administrer le Thionhydrol aux sujets prédisposés aux congestions, aux hémorrhagies (artério-scléreux, tuberculeux avancés, en danger d'hémoptysie).

De plus, on sait que pris en *grande* quantité, le soufre amène une sensation de chaleur à la peau, qui peut devenir le siège de prurit et même de vives démangeaisons. On peut observer aussi de l'inappétence, de la céphalée, de la courbature générale, du déséquilibre intestinal se traduisant par constipation ou diarrhée, des hémorrhoïdes. Nos préparations de Thionhydrol sont dosées de façon à éviter toutes ces manifestations d'intolérance. On comprend néanmoins que les susceptibilités individuelles puissent intervenir vis-à-vis de ce médicament comme des autres.

Enfin, il ne faut pas oublier qu'au soufre en général et par suite au Thionhydrol appartient une action laxative nette. Avec les petites doses que nous conseillons, une légère excitation du péristaltisme intestinal ne saurait avoir d'inconvénients mais plutôt des avantages.

Il arrivera très fréquemment que les selles prendront une odeur franche et assez accentuée d'hydrogène sulfuré : le médecin pourra en avertir son malade afin que celui-ci ne s'inquiète pas de ce phénomène, qui n'a rien d'anormal.

CHAPITRE V

FORMES PHARMACEUTIQUES DU THIONHYDROL

1º Liqueur de Thionhydrol

La préparation fondamentale pour l'usage interne est la Liqueur de Thionhydrol exactement titrée à *20 centigrammes* (0 gr. 20) de soufre colloïdal pur et stable par *cuillerée à bouche*. Si minime que soit, en apparence, cette dose vis-à-vis des 6 à 12 gr. et même davantage de soufre ordinaire qu'administrait l'ancienne pharmacopée, il convient de remarquer qu'elle est considérable si on la compare aux métaux colloïdaux qu'on ne peut administrer qu'à des doses infimes. C'est que, dans le Thionhydrol, à l'action catalytique banale, vient s'ajouter une action trophique intense.

La liqueur présente une saveur sulfureuse particulière assez légère pour être facilement tolérée par tous : c'est l'indice de l'activité du Thionhydrol, qui commence à se faire sentir immédiatement sur les muqueuses et les papilles de la cavité buccale. La liqueur est d'ailleurs aromatisée avec des soins particuliers qui la rendent très volontiers acceptable pour tous.

On sait que les granules colloïdaux, malgré leur faculté de suspension et de dispersion homogène dans les liquides, ne sont pas tout à fait insensibles à l'action de la pesanteur et finissent par descendre vers les couches inférieures du liquide, avec une grande lenteur, qui dépend évidemment de la densité des substances. Lorsqu'un flacon de Liqueur de Thionhydrol aura été conservé au repos pendant un temps notable, on ne sera donc pas étonné de remarquer à sa partie la plus déclive un dépôt jaunâtre formé par le tassement d'une myriade de granules. *Mais il ne s'agit nullement d'un dépôt de soufre précipité*, car une série d'oscillations imprimées au flacon suffiront pour « redissoudre » ce dépôt, disperser de nouveau les granules, et rétablir pour un temps prolongé l'homogénéité parfaite du liquide.

La Liqueur de Thionhydrol doit se prendre au *milieu des repas*, en général à la dose de *une cuillerée à bouche à chaque repas*. Le médecin pourra évidemment faire varier la dose, la diminuer ou l'augmenter suivant la susceptibilité du malade et les exigences du traitement.

2º Ovules au Thionhydrol

Les Ovules au Thionhydrol sont des ovules vaginaux de la forme ordinaire dans chacun desquels nous avons incorporé *30 centigrammes* (0 gr. 30), soit environ 2 0/0 de leur masse, de soufre colloïdal pur et stable. On les emploie à la manière habituelle.

3º Pommade au Thionhydrol

La Pommade au Thionhydrol a pour excipient un mélange de lanoline et de vaseline, dont on connaît les propriétés dermophiles. Elle contient le soufre colloïdal dans un état de dissémination extrême qui assure à la Pommade des qualités toutes spéciales d'homogénéité et d'onctuosité. Traitement local des manifestations cutanées.

REMARQUE IMPORTANTE

La préparation du Thionhydrol et son incorporation aux diverses formes pharmaceutiques sont des opérations très délicates qui ne peuvent être réalisées que dans nos laboratoires et par nos procédés spéciaux. De par sa nature même, le Thionhydrol ne peut donc exister que sous la forme de spécialités d'origine; celles-ci présentent toutes les garanties de bonne conservation, d'emploi facile et d'activité régulière.

TABLEAU RÉSUMÉ

DES

PRINCIPALES INDICATIONS DU THIONHYDROL

Affections chroniques des voies respiratoires. Rhinites, pharyngites et angines, laryngites et bronchites chroniques. Formes de début de la tuberculose (lentes et non congestives).	LIQUEUR de THIONHYDROL
Affections chroniques des organes génito-urinaires Vaginites et métrites chroniques.	OVULES au THIONHYDROL associés à LIQUEUR de THIONHYDROL
Affections cutanées diverses Acnés, eczémas, Séborrhée Pityriasis, etc.	POMMADE au THIONHYDROL associée à LIQUEUR de THIONHYDROL
Syphilis (Adjuvant du traitement mercuriel).	LIQUEUR de THIONHYDROL
Saturnisme (aigu ou chronique).	LIQUEUR de THIONHYDROL
Affections chroniques articulaires tendineuses et musculaires. Rhumatisme (formes diverses)	LIQUEUR de THIONHYDROL avec frictions de POMMADE au THIONHYDROL
États torpides de la nutrition Anémie, chlorose, lymphatisme, scrofule. Neurasthénie.	LIQUEUR de THIONHYDROL

TABLE DES MATIÈRES

DÉNOMINATION DES PRODUITS	NATURE CHIMIQUE	INDICATIONS PRINCIPALES	FORMES PHARMACEUTIQUES	DOSES ET MODES D'EMPLOI — ADULTES	DOSES ET MODES D'EMPLOI — ENFANTS
NARCYL GRÉMY	Chlorhydrate d'éthylnarcéine synthétique	Toux et spécialement toux de la tuberculose	Sirop à 0 03 de Narcyl par cuil. à soupe Granules à 0.02 de Narcyl par granule	3 à 6 cuillerées à soupe par jour 5 à 8 granules par jour	2 à 4 ans : 1 à 3 cuil. à café par jour 4 à 7 ans : 4 à 5 cuil. à café par jour 7 à 15 ans : 1 à 3 cuil. à soupe par jour
CITROSODINE GRÉMY	Citrate trisodique chimiquement pur	Hyperacidité Douleurs gastriques Antiémétique Eupeptique	Comprimés à 0 25	4 à 8 comprimés dissous ou non aux repas ou au moment des crises	2 à 4 comp. aux repas au moment des crises Nourrissons : 1 comp. dissous dans un peu d'eau avant chaque tétée ou mélangé au biberon
PROTIODE GRÉMY	Iodoéthyglycine	Toutes les indications de l'iode et des iodiques Pas d'iodisme Pas de mauvais goût	Gouttes à 0.01 de protiode	15 à 20 gouttes, 2 ou 3 fois par jour aux repas dans un demi-verre de boisson habituelle	10 à 15 gouttes, 2 ou 3 fois par jour aux repas
DIASTÉNINE GRÉMY	Principe actif de la glande interstitielle du testicule	Invigoration générale de l'organisme chez l'enfant, l'adulte, et le vieillard	Pilules à 0.02 de Diasténine Sirop à 0.03 de Diasténine par cuil. à soupe Gouttes à 0.02 de Diasténine par 20 gouttes Ampoules de 2 c. c. à 0.02 de Diasténine par c. c.	5 à 6 pil. par jour aux repas 2 à 3 cuillerées à soupe 30 à 40 gouttes 2 ou 3 fois par jour aux repas dans un peu de vin rouge ou vin de liqueur de préférence Une injection intramusculaire tous les deux jours	4 à 8 ans : 1 à 3 cuil. à café de sirop par jour, ou 10 à 30 gouttes 8 à 12 ans : 3 à 5 cuil. à café de sirop ou 30 à 50 gouttes 12 à 16 ans : 1 à 3 cuil. à soupe de sirop, 2 à 5 pilules ou 30 à 40 gouttes deux fois par jour
FIXINE GRÉMY	Lactate d'alumine	Auto-intoxication intestinale et ses conséquences	Granulé à un gramme de lactate d'alumine par cuillerée à café arasée	Une à deux cuillerées à café après chaque repas du matin, de midi et du soir	1/2 doses
			(Avaler les grains de Fixine dans une gorgée d'eau sans les croquer)		
THYRÉNINE GRÉMY	Principes actifs totaux de la glande thyroïde, exempte de parathyroïdes	Hypothyroïdie	Pilules à 0.02 de Thyrénine, correspondant à 0.20 de glande thyroïde fraîche	Pour les enfants comme pour les adultes Commencer par une pilule par jour pendant trois jours; puis alternativement 1 et 2; ensuite 2 pilules par jour. Elever la dose peu à peu en la faisant varier en plus ou en moins jusqu'à ce qu'on ait déterminé la meilleure pour le malade. Dose maxima : 6 pilules; continuer la médication une vingtaine de jours par mois.	
SEKTAL GRÉMY	Ether camphorique du Santalol	Uréthrites blennorrhagiques aiguës ou chroniques Cystites Catarrhe de la vessie	Pilules à 0.30	8 à 10 pilules par jour	
OCRÉINE GRÉMY	Principe actif du corps jaune de l'ovaire	Insuffisance ovarienne Ménopause naturelle ou opératoire Troubles de la puberté Troubles de la grossesse Obésité génitale	Pilules à 0.02 d'Ocréine Gouttes à 0 02 d'Ocréine par 20 gouttes Ampoules de 2 c. c. à 0.02 d'Ocréine par c.c.	2 à 6 pilules par jour aux repas, ou 40 à 60 gouttes 2 à 3 fois par jour dans un peu de vin rouge ou de vin de liqueur de préférence Opérées : 4 à 10 pilules par jour, ou 40 à 60 gouttes 2 à 3 fois par jour Une injection intramusculaire tous les deux jours	

9 782019 265984